U0259936

健康体检

"60岁开始读" 科普教育丛书

上海市学习型社会建设与终身教育促进委员会办公室 **指导**
上海科普教育促进中心 **组编**
熊立凡 **编著**

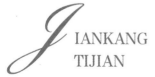

JIANKANG
TIJIAN

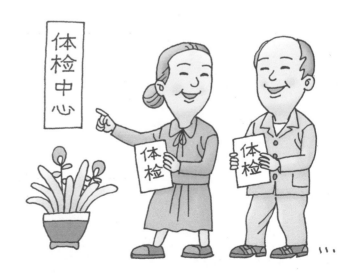

复旦大學 出版社
上海科学技术出版社
上海科学普及出版社

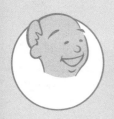

"60 岁开始读"科普教育丛书

编 委 会

总 序

　　党的十八大提出了"积极发展继续教育，完善终身教育体系，建设学习型社会"的目标要求，在国家实施科技强国战略、上海建设智慧城市和具有全球影响力科创中心的大背景下，科普教育作为终身教育体系的一个重要组成部分，已经成为上海建设学习型城市的迫切需要，也成为更多市民了解科学、掌握科学、运用科学、提升生活质量和生命质量的有效途径。

　　随着上海人口老龄化态势的加速，如何进一步提高老年市民的科学文化素养，通过学习科普知识提升老年朋友的生活质量，把科普教育作为提高城市文明程度、促进人的终身发展的方式已成为广大老年教育工作者和科普教育工作者共同关注的课题。为此，上海市学习型社会建设与终身教育促进委员会办公室组织开展了老年科普教育等系列活动，而由上海科普教育促进中心组织编写的"60岁开始读"科普教育丛书正是在这样的背景下应运而生的一套老年科普教育读本。

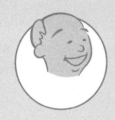

　　"60岁开始读"科普教育丛书,是一套适合普通市民,尤其是老年朋友阅读的科普书籍,着眼于提高老年朋友的科学素养与健康生活意识和水平。第三套丛书共5册,涵盖了健康体检、运动健身、权益保障、旅游摄影、玩转手机等方面,内容包括与老年朋友日常生活息息相关的科学常识和生活知识。

　　这套丛书提供的科普知识通俗易懂、可操作性强,能让老年朋友在最短的时间内学会并付诸应用,希望借此可以帮助老年朋友从容跟上时代步伐,分享现代科普成果,了解社会科技生活,促进身心健康,享受生活过程,更自主、更独立地成为信息化社会时尚能干的科技达人。

前　言

老年人在头发、眉毛、胡须变得花白而成为最具明显标志的同时,更会出现新陈代谢减慢、抵抗力降低等特征。老年人得病的风险和种类明显要多于中青年。因此,老年朋友的年度健康体检一次也不能少,一次也不能错过。

本书从老年人健康体检的必要性开始,依次介绍体检机构的主要类型和选择建议、体检注意事项、如何看懂和正确理解体检报告,以及体检出现异常后进一步复查的具体做法,可使老年读者大致了解健康体检的基本常识,进而通过适宜的体检更好地维护自身健康。

阅读本书,可以让老年人对体检知识有一定的了解:一是正确看待健康体检;二是明白和正确选择现阶段健康体检基本项目,避免陷入不规范体检的误区;三是大致看懂体检报告结果中"正常"、"异常"、"参考范围"等医学术语的基本含义,具备向体检医师或临床医师进行咨询交流的基础。

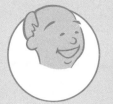

目 录

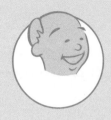

一、健康体检很有必要，
　　不应轻易错过

老年人健康体检是为了保持身心健康，那么什么是"健康"呢？

世界卫生组织(WHO)明确指出："健康不仅仅是没有疾病或虚弱，而是身体、心理和社会适应的完好状态。"

国家卫生和计划生育委员会(简称国家卫计委)强调，公民应有关于"健康"的最基本的知识和理念，而且"每个人都有维护自身和他人健康的责任，健康的生活方式能够维护和促进自身健康"，并应"定期进行健康体检"。

中华医学会老年医学分会于 2013 年发布了"中国健康老年人标准"，共有 5 条：

(1) 重要器官增龄性改变未导致功能异常，无重大疾病，相关因素控制在与其年龄相适应的达标范围内，具有一定的抗病能力。

(2) 认知功能基本正常，能适应环境，处事乐观积极，自我满足或自我评价好。

(3) 能恰当处理家庭和社会人际关系，积极参与家庭和社会活动。

(4) 日常生活正常，生活能够自理或基本自理。

(5) 营养状况良好，体重适中，保持良好生活方式。

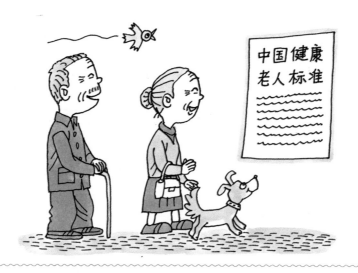

老年人的身体与其他阶段年龄的人群不同，因此在具体应用老年人健康标准时，要充分结合老年人特点，不要一见到相关检查指标变化就简单作判断。

小贴士

老年人的健康生活方式，主要包括合理膳食、适量运动、戒烟限酒、心理平衡、劳逸结合、健康睡眠，并具有与健康素养相配套的基本技能，如"关注健康信息，能够获取、理解、甄别、应用健康信息"等。

什么是健康体检？健康体检就是一种临床医学服务，主要对象是无症状的个体或群体，通过必要检查来判断这些对象的健康状况。换句话说，健康体检主要是为了早期发现疾病的线索和健康的隐患。在此需要特别提醒老年朋友，当自我感觉良好、身体看上去蛮"健康"，即所谓"无症状"的情况下，应定期主动接受必要的问诊、全面的体格检查和适量的辅助检查，包括超声波、X线或计算机断层扫描(CT)以及血液、尿液、粪便常规等检查。

人的一生难免生病，一些急性疾病(如急性传染病)容易被识别，而许多慢性非传染性疾病(如糖尿病)往往不能被一眼识破。因此，健康体检至少包括：一是筛查和评估慢性非传染性疾病及其风险因素，二是提供健康指导。这样，健康体检的预期结果会是以下情形之一：要么可早期发现老年人隐藏的疾病，从而可尽早诊断治疗；要么可证明老年人当时正处在健康无病状态，如能长期保持，就能达到老年人健康体检的目的。

为什么要定期健康体检？"定期"就是规定两次体检之间的间隔时间。一方面，在不同年龄阶段、不同性别的人群中，许多疾病的发生发展过程需要经历相对的时间，才会出现各种自觉的症状、客观的体格检查征象(体征)或其他检查的异常；另一方面，只做一次体检，并不能一劳永逸保证健康。事实上，生命过程时刻都在发生变化，依据各年龄段可能发生主要疾病的特点，合理预设老年人体检的间隔时间很有必要；同时，还能避免过度检查，造成老年人不必要的身心危害。任何"下一次"体检时间的间隔，必须由本次体检的结果而定。通常，本次体检结果如正常，下一次

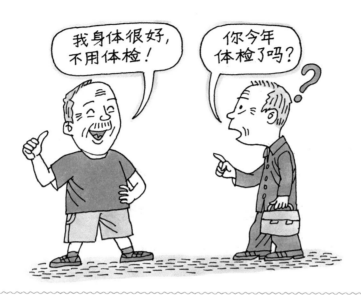

检查的间隔会长些(如一年一次);如有异常,则下一次针对性检查的间隔会缩短(如一年两次)。总之,体检的具体间隔时间,应听取体检医师的建议。

小贴士

哪些病是慢性非传染性疾病呢? 根据世界卫生组织定义,慢性非传染性疾病主要包括 4 种:心脑血管疾病、癌症、慢性呼吸系统疾病和糖尿病。

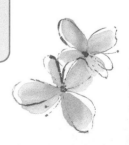

由于许多疾病初始时无症状，因此有些老年人会误认为自己很"健康"而不需要体检，常常会说"我又没有病，做啥检查呀"，其实身体未必真得健康，相反可能隐藏着不同程度的各种病症，如糖尿病、高脂血症、高血压病等。这种误解的原因之一，就是将健康体检与疾病检查混为一谈了。

老年人的疾病检查是在身体出现不适（即有症状）或可疑有病时，"被动"到医院去让医生进行检查，医生主要选用针对疑似疾病的检查项目来明确疾病，进而及时治疗疾病。而老年人的健康体检是在身体没有出现症状时，"主动"到体检机构接受检查，医生主要选用常规而全面的普查项目来筛查疾病。所谓"筛查"，就是检查时不是预先针对某一种可疑的具体疾病，而是将检查结果与现行的健康体检标准进行比较，观察是否有异常，有无得病的风险，为预防疾病或为进一步确定疾病打下基础。

虽然健康体检可提示一些疾病，如血压增高可提示高血压、肺部 X 射线检查发现结节可能提示肿瘤、尿常规检查异常可提示肾脏泌尿系统疾病等，但都不能单凭此结果确诊具体疾病。例如，根据健康体检发现血红蛋白浓度低于参考范围，虽可疑为贫血，但不能明确是何种具体原因的贫血，医生还需进一步深入调查贫血的原因。在此种情况下，体检医师通常会综合分析检查结果，再提出下一步个性化的复查方案。

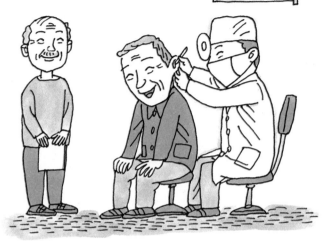

耳鼻咽喉科

小贴士

　　"健康体检≠疾病检查"，虽然两者的表现都是医学检查，但检查目的和检查项目的数量不尽相同。例如，老年人在健康体检时，如发现血红蛋白明显减低就可怀疑贫血，就需进一步到医院复查确诊，进而检查贫血的原因，这就是疾病检查。

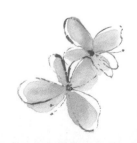

4. 什么情况下尤其不能忽视体检?

当身体出现以下任何不适的症状,或自己触摸到结节或肿块,或已知自己存在某种疾病风险因素时,老年人就不能忽视健康体检。

(1) 有高血压症状和风险:如有长期精神紧张、头昏、头痛、眩晕等症状,并有早发高血压的家族史、吸烟史、饮酒史、高盐饮食等风险。

(2) 有冠心病症状和风险:如有心脏区疼痛、压迫感及胸部不适等症状,并有冠心病病史及早发家族史等风险。

(3) 有中风(即脑卒中)症状和风险:如有头痛、头昏、眩晕及短暂性脑缺血发作等症状,并有高血压、慢性房颤(心房搏动节律异常)、扩张性心肌病、风湿性心脏病病史及早发疾病的家族史等风险。

(4) 有外周血管病症状和风险:如有头痛、头晕、乏力、下肢水肿及跛行(走路一瘸一拐)等症状,并有高血压或中风家族史以及高血压、脑卒中、房颤、颈动脉狭窄、腹主动脉瘤病史等风险。

(5) 有 2 型糖尿病症状和风险:如有口渴、多饮、多尿、多食、体重下降或超重、倦怠乏力等症状,并有出生体重巨大、糖尿病家族史、孕期糖尿病、高血压、冠心病史、血糖及血脂异常史、饮食与运动情况等风险。

(6) 有慢性阻塞性肺病症状和风险:如有慢性咳嗽、咳痰、气短、喘息、胸闷等症状,并有吸烟史、慢性支气管炎、哮喘病史等风险。

(7) 有慢性肾病症状和风险:如有眼睑水肿、血尿、尿少、疲乏、厌食、恶心、呕吐等症状,并有肾脏疾病家族史、慢性肾炎及蛋白尿、高血压、糖尿病病史等风险。

（8）有肺癌症状和风险：如有咳嗽、胸痛、痰中带血、长期低热等症状，并有肺癌家族史、吸烟史等风险。

（9）有乳腺癌症状和风险：如有乳房胀痛、乳头异常分泌物等症状，并有乳腺癌家族史、乳腺疾病史、婚育史、月经史等风险。

（10）有宫颈癌的症状和风险：如有白带异常、阴道出血等症状，并有宫颈癌家族史、月经史、生育史、不洁性生活史等风险。

（11）有结直肠癌的症状和风险：如有下腹痛、便血、黏液便、大便次数改变等症状，并有直肠癌家族史、慢性结肠炎及肠息肉病史等风险。

（12）有胃癌的症状和风险：如有腹痛、腹泻、柏油便（黑便）等症状，并有胃癌家族史以及胃溃疡、胃肠息肉病史等风险。

（13）有前列腺癌的症状和风险：如有反复排尿次数增多、尿急感及血尿（尿中有血）等症状，并有前列腺癌家族史、慢性炎症史等风险。

小贴士

　　著名抗癌斗士、复旦大学附属中山医院肝癌研究所所长、中国工程院汤钊猷院士以自己长期临床抗癌实践经验为基础，结合国内外抗癌经验与教训，倡导抗癌要以预防为主，在其《消灭与改造并举——院士抗癌新视点》一书中告诉我们，年度健康体检一次也不要错过。

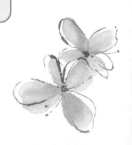

5. 离退休前后为什么更应重视例行体检？

　　即将或刚刚离退休的老年人，常会经历一个心理不适应的过程。此时的老年人在社会、经济和家庭中的地位、在文化和人际交往中扮演的角色，已经或正在发生完全不同的变化。特别是老年人的生活节奏从快变慢、社会交际从广变窄，从在职生活的"有规律、有节奏、有责任"变成退休生活的"无规律、无节奏、无责任"。老年人在心理上形成极大落差，容易产生孤独、寂寞、空虚、焦虑、抑郁、悲哀、忧愁、恐惧，出现所谓的"离退休综合征"，常出现闷闷不乐、寡言少语；急躁易怒或坐立不安，行为反复或无所适从；注意力不能集中；易怀旧、易产生偏见；出现离开工作岗位的无奈感、力不从心的无力感、能力无处用的无用感、朋友少的无助感和油尽灯枯对未来生活失望的无望感。有这种现象的老年人，往往在离退休前工作繁忙、事业心强、好胜善辩、处事严谨而固执、兴趣爱好和人际交往广泛。

　　健康心理活动和人体生理功能之间有密切的内在关联，良好的心理可带来最佳的生理功能状态。反过来，不良的心理会减低或破坏生理功能，影响神经、免疫、内分泌等系统，引发各种心身疾病，成为抑郁症、老年性痴呆等疾病的基础，或成为脑血管疾病、恶性肿瘤和冠心病（导致我国老年人死亡的前3种疾病）的始动因素。为此，即将或刚刚离退休的老年人，在人生转折点更应重视进行心理体检和身体体检，一方面有助于明确有无"离退休综合征"，以便尽早进行心理调整，预防心理性和器质性疾病的发生；另一方面可发现是否已存在有关的心理问题和其他疾病，以利早期诊疗。

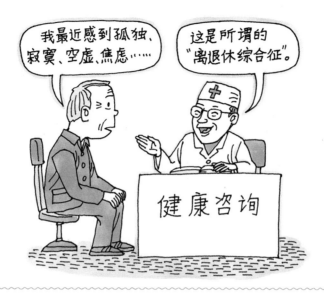

小贴士

　　健康专家为离退休前后的老年朋友推荐了一些保持身心健康的具体做法，主要有7点。①宽容心态：可减少忧虑、降低血压，让呼吸更顺畅；年龄越大，宽容的心态所带来的好处也越多。②处事认真：是长寿的最好保证之一，不仅对身心保健更上心，也能更好地处理人际关系。③参与社交：多交有益朋友。④健康饮食：多吃水果、蔬菜、全谷类食品等，可明显减少慢性病的风险。⑤适量运动：可降低心脏病、脑卒中、糖尿病、癌症及抑郁症的风险，能保持头脑敏锐；每天行走有助于保持骨骼强壮；阅读可预防老年痴呆症。⑥充足的高质量睡眠：每晚保证7小时睡眠最有利于健康。⑦生活有目标：培养兴趣爱好有助于长寿，能使慢性病发生率更低。

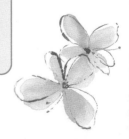

6. 为什么不要忽视心理体检?

老年人随着生理功能衰退,心理特征也发生改变。主要心理变化包括感知觉变化、记忆力变化、情绪变化、人格变化和智力变化等。检查这些心理健康体检项目,对于控制不良心理、适应和享受老年生活有重要意义。

(1) 感知觉变化:在心理发展中,感知觉最早出现,也最早开始退行性变化。例如,对外界刺激引起的视觉(如老花眼)、味觉(如口苦)、嗅觉(如失嗅)、听觉(如耳背)、触觉(皮肤感觉)的反应灵敏度减低。

(2) 记忆力变化:与中青年时期相比,老年人的记忆力逐渐下降,特别是近期记忆力减退,近事易遗忘(如刚关门外出,却想不起来已经关上了门);但对远期记忆仍保持良好记忆,甚至还能准确回忆(如哪年哪月哪日,是谁来看望过自己);对理解性的记忆保持尚好,而对机械性的记忆(如电话号码等)记忆力逐渐下降。

(3) 情绪变化:情绪趋向不稳定、爱唠叨、易激动、易激惹,也易忧郁、易悲观、意志消沉,可出现孤独感、失落感和自卑感。

(4) 人格变化:可出现性格、兴趣爱好、价值观等改变;常以自我为中心,常过度关注健康和经济问题,从而发生猜疑、不安、焦虑等,或过于保守和偏执;同时又可显示孤独、任性;常怀旧而发牢骚。

(5) 智力变化:在老年早期并不明显,80 岁以后才有明显减退。一般在 50 岁后,人的记忆力、注意力、思维敏捷性、应激反应速度就开始下降,60 岁后逐渐明显。老年人智力衰退率在 60 岁以上约为 20%,70 岁以上约为 30%,但个体之间有较大差异。

近年,我国专业组织建议老年人进行"记忆体检",虽然记忆体检还没有正式列入健康体检范围,但通过筛查确实可发现早期潜在的记忆与认知问题及危险因素,可评估发生老年性痴呆的风险,有利于为老年人提出早期的预警与健康管理计划。因此专家建议:①65 岁以上老年人每年例行记忆检查。②65 岁以下成人,如有脑血管病、有脑外伤病史、有痴呆家族史者,有合并高血压、糖尿病、高血脂、吸烟、酗酒等多重危险因素者,这些高危人群每年例行记忆检查。③有记忆减退等主诉者,无论年龄是否在 65 岁以下,都应每半年进行 1 次记忆检查。④对存在上述危险因素而无记忆减退主诉者,每年进行 1 次记忆检查。⑤在离退休人员健康体检中增加记忆检查项目,鼓励自愿选择记忆体检。

小贴士

老年人离退休后要主动积极进行自我调节,避免出现"离退休综合征"。首先,应将退休作为个人人生历程的一部分,以乐观的态度,尽享退休后的生活。第二,坚持"活到老、学到老",可参加各种感兴趣的爱好学习,如进入老年大学学习、上网学习、旅游观光学习等,不仅可改善心理功能,而且对改善记忆力和智力、激活生活情趣等都有益,真正踏入"老有所学、老有所乐"的境界;同时继续融入社会,投入力所能及的公益性志愿者活动,可减少孤独感和失落感。第三,坚持适宜的体育锻炼活动。第四,正确面对疾病和死亡问题,可以在很大程度上维持或促进身心健康。

二、选择体检机构有讲究

按目前开展健康体检场所的归属，体检机构可大致分为 4 种类型：一是综合性或专科医院体检中心或体检部，二是疗养院体检部，三是医学门诊体检部，四是独立的健康体检中心。虽然，这些体检机构的规模、功能、质量和能力不尽相同或各有特色，但都须遵循国家卫计委发布的《健康体检管理暂行规定》，必须满足对体检设施设备和人员资格的要求。

医院内体检中心是传统典型的体检机构，特点是体检流程规范、经验丰富以及科室部门、设备仪器和人员较全。此类体检中心因医院大小、检查设备功能多少等不同，开展的体检项目不完全相同。如在大型医院体检，往往在单独楼层或单独大楼中进行。在医院内体检，"健康人"与就诊患者常共用同一检查设备或仪器，环境相对拥挤，等候体检时间相对较长。近年来，许多综合性医院大力改善体检环境，辟出用于健康体检的专用场地和设备，让体检的老年人大为受益。

疗养院内体检部的规模大小不一，但常围绕"亲近自然、天人合一"主题，提供宽敞舒适的体检环境，其设计更加人性化、现代化，有的还提供住宿设施；体检人数相对较少，而体检设施设备并不亚于甚至超过其他体检机构。

医学门诊体检部多为综合性或专科医院的附属门诊体检部门，一般有专职的体检人员、独立的设施和设备。

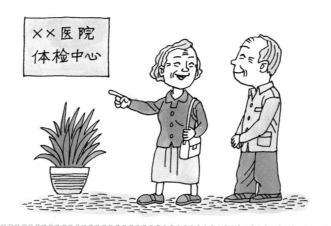

独立体检中心是专一从事健康体检的机构,不从事临床医疗,其检查对象就是"健康人群",有独立的体检设备。现代大型独立体检中心无论从环境、设施、设备和检查项目来说,都未必亚于传统医院内的体检,而且体检流程自动化程度较高。在我国,独立体检中心的建设和运行起步较晚,正在积累更多的实践经验。

小贴士

老年人无论由团体组织或个人要求进行体检,均可选择合格而就近的体检机构进行"必选项目"的检查;但对于有疾病风险因素的老年人,为了方便检查"备选项目"(详见本书32~35页),建议去大型综合性医院体检中心,这样有利于在同一家医院随访,判断同一检查项目时采用医院内统一的判断标准。

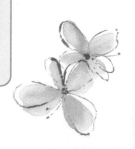

8.合格体检机构有何参考标准？

　　为了加强健康体检管理和促进规范、有序地进行健康体检，目前国家卫计委已规定，任何一个开展健康体检的机构，必须具有医疗机构执业许可证并具备以下条件。

　　(1) 体检场所：要求有相对独立的健康体检场所和最低要求的总面积。

　　(2) 体检科目：至少能包括内科、外科、妇产科、眼科、耳鼻咽喉科和口腔科，以及医学影像科和医学检验科，能操作完成健康体检必选项目和/或备选项目、自测问卷、体检报告。也就是说，体检机构必须有能力做以上的检查项目，并能给出系统完整的体检报告。

　　(3) 体检人员：除了要求有执业资质和持证上岗外，还要求至少有 2 名内科或外科执业医师达到副高职称以上，每个临床检查科的执业医师至少有 1 名中级职称以上，以及至少有 10 名注册护士。

　　(4) 体检设备：要求有完成相应检查项目、符合质量要求的仪器设备。这些设备每年由相应的监管部门进行检查，以保证体检安全和检查结果的准确性。

　　(5) 体检质量：要求按医疗技术临床应用管理的规定，采取保证健康体检质量的有效措施，并对受检者有相应的告知；要求临床实验室严格执行标准操作规程进行检查，并出具检验报告。

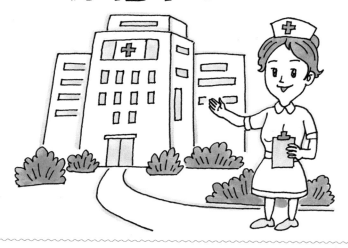

小贴士

　　体检机构是选择公立的好,还是选择私立的好? 要回答这个问题,有一句话最合适:"只要质量好又适合自己的,才是最好的。"各取所需,需要每个人单独去判断。首先,无论何种性质的体检机构,只要体检管理科学、体检人员资质合格并具备能力、体检设备质量合格、体检流程规范可靠,都可任选。其次,根据个人意愿,可首选知名度高、经各级卫计委批准、具有执业资质的健康体检机构。最好能去咨询一下有良好声誉的临床医生,帮助选择体检机构。

9. 收费贵的体检机构就一定好吗？

　　健康体检费用的主要构成来自体检人员、体检项目和体检设施设备(仪器和试剂)。这里，费用最为关键且首要的因素是每个检查项目所用仪器和试剂的成本和检查项目的个数。如增加检查项目数量或选择成本高的检查项目，则花费就会明显增高。那么，是否检查项目越多、检查设备越贵，体检效果就越好呢？对此，不能盲目下结论，主要有以下两个理由。

　　一是老年人健康体检的特殊性。即使老年人无症状，所需检查项目可能也会比中青年人相对多些，但目前建议的体检"必选项目"不分年龄，检查的项目内容和数量基本相同，因而花费也大致相同。

　　在缺乏有共识的临床循证医学指南情况下，对无症状老年人健康体检随意增加检查项目是不科学、不规范、不合理的行为。例如，对无症状、无恶性肿瘤风险的老年人，随意增加正电子发射计算机断层显像(PET－CT)全身检查和多项肿瘤标志物的组合检查项目，不但大大增加了检查费用，而且如果检查结果不准确(如出现假阳性结果，即受检者实际无病，而检查结果却错误地显示为"阳性"表示"有病"的结果)，还会造成老年人无端恐慌，从而引起其心(心理压力)身(放射性)危害。

　　如果老年人有慢性疾病风险，增加相应的体检项目就很有必要，因而花费就会高于无症状的老年人。

二是检查设备的质量。无论仪器和试剂成本高低，只要达到质量要求，都可完成体检的必选项目。在保证检查结果准确性的前提下，并非体检收费越贵越好。如需要对有疾病高风险的老年人增加备选项目，也仅需选择与疑似疾病针对性最强的少量的检查项目而已。

针对老年人个体情况的健康体检，只要体检医生权衡效益和风险，就可做出最优选择。在体检过程中，老年人需要详细回答有关症状、生活史、过去史、家族史、药物史，并配合体格检查，在此基础上，再结合一些必要的实验室和 CT 等影像学检查项目，这就是相对合理、需要支出的体检总费用。

小贴士

夸大体检项目种类、鼓吹高价体检"大套餐"和高档检查设备、编造虚假检查功能，或开出明显离谱的低价体检"大套餐"，都是违反健康体检医学道德的行为。老年人如对体检项目和服务价格有疑问，可向各地健康体检上级监管机构（即卫计委）咨询反映。

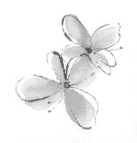

一般想做健康体检的老年人，要详细了解任何一家体检机构的水平几乎是不可能的事，即使是同行，也很难了解清晰。不过，要大致了解一家体检机构在行业中的评价，仍有许多可参考的信息来源。

一是来自国家卫生监管机构、权威医学评价机构的公开信息。这可查找国家媒体如广播、电视、报纸、专业杂志和政府网站等公开的信息。譬如，有关医院体检机构是否有执业许可证，可查询政府部门或卫生行政部门官方网站，如上海市二、三级医疗机构基本信息可见于上海市卫计委官方网页。

二是体检机构自己公布的来自第三方权威机构评价的最新信息，如体检机构公布的最新合格证书和获奖情况。例如，某医院通过(医疗卫生机构认证)国际联合委员会(JCI)评审，就表示此医院管理水平和医疗服务标准已被国际公认，此认证模式为世界卫生组织认可。又如，体检机构临床实验室(检验科)通过国内唯一权威的中国合格评定国家认可委员会(CNSA)的评审，就表明此实验室的质量管理和检测能力可以满足受检者的需求。

体检机构对从事体检工作人员资质的公开介绍，包括：学历、学位、专长、发表的临床实践研究论文或获奖情况、临床实际工作年限(从事体检或临床医疗实践工作经验的时间)等，都可作为判断体检机构专业水平的重要标准之一。

完备且质量达标的体检设备是合格体检机构所必需的重要条件之一，也是判断体检结果可靠性的一种必备依据，通常体检机构会主动公布最新信息。

三是来自受检者和体检机构同行的口碑。口碑是判断专业水平的重要标准之一。同行和百姓的口碑是大致判断专业水平的一种可靠标尺。

当然，任何评价都有一定程度的主观局限性，因而不存在百分之百的客观性。说一家体检机构水平高，并不能保证每项检查结果的准确性都高，更不等于机构内每个体检从业人员的能力都高。

小贴士

截至 2015 年，我国已有包括公立综合或专科、民营、中外合资等 32 家医院通过了 JCI 认证。在我国，即使具备了执业许可证和 JCI 认证的医疗机构，其体检设备无论是否"高级"，都须按照质量要求，每年进行强制性检定、校正和性能验证，使设备达到完善，如放射检查设备、血压测量设备、实验室检验设备。假如体检机构未执行医疗设备监管的规定，就很难保证体检结果的准确性。

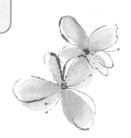

11.
为什么不可忽视体检机构的检后服务？

从老年人长远、整体利益角度来看，主动接受健康体检的目的，就是用最小的身心负担和花费，来获取自身最大的健康收益，即可以预防疾病、早期发现疾病和早期诊疗疾病；从医疗保险角度来看，体检机构全程管理健康体检，特别是做好体检后的健康管理服务，将会极大降低整个社会医疗保险和个人花费支出，是利国利民的一件大好事。

现在健康体检机构都会提供个体体检后服务，包括提供采集、分析、评估和干预个体体检后的信息，并进行跟踪管理。特别是向受检者提供检查项目结果的分析和解释，来指导个体化健康生活方式（包括健康饮食、适量运动、不吸烟、不酗酒、保持心理平衡、充足睡眠、讲究日常卫生等）、疾病预防知识和做进一步体检或就医的指导，真正促进个体长久的健康。老年人从首次健康体检后，就不应忽视体检机构的检后服务。

目前，随着信息传播的快速化和功能的多样化，体检机构提供的检后服务无论在内容上和形式上都开始向个性化、多样化和实用化发展，如利用互联网、使用第三方功能性应用软件（即所谓"APP"）、短信服务、微信等移动体检和医疗的功能，甚至成为健康体检工作的重点，这就为受检者管理自己的健康带来了极大的便利。

例如，有个著名大医院的体检部门，用手机提醒功能管理每个受检者的体重问题，建议受检者每天吃多少食物、做多少活动，结果发现，发短信和不发短信的效果有很大不同；进一步地还开

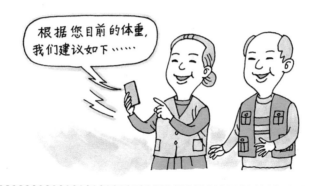

展基因导向下的体重管理,根据个体基因的不同,即使吃同样的东西,每个人的发胖程度也不同,有的人可能吃肉会长胖,有的人可能是吃主粮(碳水化合物)体重会增加,这表明个性化检后服务非常重要。老年人可不要轻易放弃如此有价值的检后服务!

小贴士

　　健康管理不仅仅是健康体检,它其实包括健康体检之前(告知)、之中(检查)和之后(决策)共3个环节。完善的健康体检机构常由各临床科室专业医师全面采集、分析受检者的心身健康风险因素,设计个性化体检套餐,并根据风险因素做出健康促进计划,帮助受检者降低风险因素,用以有效控制疾病。通过定期跟踪随访受检者,督促健康促进计划实施,并随时进行调整,提供咨询。有的还根据受检者的需要,由专业营养师、心理咨询师和康复师开展定期饮食健康、心理健康、运动健康等讲座。有的还帮受检者保存健康管理及医院内就诊资料,保证健康体检信息的完整性和延续性。体检3个环节有效结合,可解除受检者体检后的后顾之忧。

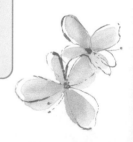

三、体检有规矩，不能盲目乱检

12.
健康体检有哪些必选项目？

健康体检关系到每个老年人的切身利益。中华医学会健康管理学分会依据《健康体检基本项目专家共识(2014)》列出体检"必选项目"和"备选项目"两大类基本项目。体检必选项目针对无症状的受检对象，是初步而全面的最基本筛查项目，检查后可形成基本健康体检报告及个人健康管理档案。建议无症状老年人首先完成这部分的体检。关于备选项目请见本书32～35页。

必选项目包括5大部分。

(1) 健康体检自测问卷：主要由受检者根据问卷提问客观回答(详见本书38～39页)。

(2) 体格检查：主要包括身高、体重、血压等一般检查和临床科室如内外科等的临床体格检查，医学上也称之为物理检查。

(3) 实验室检查：具体包括8种。①血常规：白细胞计数(WBC)、红细胞计数(RBC)、血红蛋白(HGB)、血小板计数(PLT)；②尿常规：尿蛋白(PRO)、尿隐血(BLD)、尿红细胞(RBC)、尿白细胞(WBC)、尿比重(SG)、亚硝酸盐(NIT)；③粪便常规、粪便隐血(FOBT)；④肝功能：谷丙转氨酶(ALT)、谷草转氨酶(AST)、总胆红素(TB)；⑤肾功能：血尿素(U)、血肌酐(Cr)；⑥血脂：总胆固醇(TC)、三酰甘油(TG)、低密度脂蛋白胆固醇(LDL-C)、高密度脂蛋白胆固醇(HDL-C)；⑦血糖：空腹血糖(FPG)；⑧血尿酸(UA)。

(4) 辅助检查：这里特指包括心电图、心肺X线和腹部肝胆等主要脏器的超声波检查。

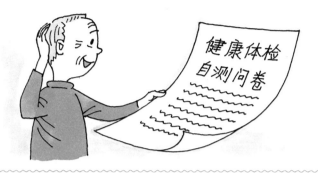

（5）体检报告首页：体检机构必须提供完成以上各类检查的检查结果摘要，概括体检结果要点，提出下一步检查的建议。

对必选项目的进一步解释请见本书 30~31 页。

小贴士

2014 年 5 月 10 日，第八届中国健康产业论坛暨中华医学会第六次全国健康管理学学术会议新闻发布会在北京召开。会上，由全国近百位专家研讨编写的《健康体检基本项目专家共识(2014)》正式发布，包括健康体检基本项目目录、健康体检自测问卷和体检报告首页共 3 部分。《健康体检基本项目专家共识(2014)》是中华医学会健康管理学分会以国家政策和法规为基本出发点、以最新健康管理理论为学术指导，基于 21 世纪最新循证医学(即 EBM，以证据为基础的医学)证据，融合国内外健康体检的先进经验和资源的特点而起草制定的，是集体智慧的结晶，对我国健康体检事业是一次规范和促进，功不可没。

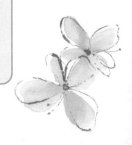

13.
健康体检必选项目为什么一个都不应漏检？

对无症状老年人进行健康体检,建议不要漏检每一个必选项目,这是因为这些检查项目对判断有无潜在疾病或风险有重要意义。

(1) 健康体检自测问卷:受检者认真填写自测问卷中的每个问题是很重要的。例如,关于生活习惯问题,常与有关的疾病风险密切相关。健康生活方式是指有益于健康的生活习惯,如健康饮食、适量运动、不吸烟、不酗酒、心理平衡、睡眠充足、讲究日常卫生等。以日常卫生中的勤洗手为例,不仅可抵御许多传染性疾病(如 2002 我国爆发冠状病毒引发的严重急性呼吸道综合征,简称"SARS";通过严格洗手,也有助于降低呼吸道分泌物的转播),而且更是预防或控制心脑血管疾病、呼吸疾病、糖尿病、恶性肿瘤等慢性病的基础。这些问卷指标的医学证据充分,如受检者健康素养低,那么慢性病的发生率及疾病的负担就会增加。

(2) 体格检查:①测量身高、体重、腰围、臀围、血压、脉搏,可获得基本健康数据。②临床体格检查是在身体体表位置,采用眼睛观察、耳朵听诊、双手触摸等方法,检查心、肝、脾、肺、肾、浅表淋巴结、甲状腺、乳腺、脊柱、四肢关节、肛门、外生殖器;使用医疗器械检查视力、听力、鼻腔、咽喉、牙齿、牙龈等;用妇科检查方法检查女性阴道、子宫颈等。

(3) 实验室检查:包括血、尿、粪便所谓的常规检查,这类检查可反映受检者一般健康状态。生化检查主要反映肝功能、肾功能、血糖和血脂水平,对于揭示老年人可能存在的脂血症、糖尿病、潜在的心血管疾病等特别有价值。对女性的宫颈刮片细胞学检查,是筛查女性早期宫颈癌最常用而可靠的检查项目。尤其要提醒老年人的是,粪便隐血试验(用于筛查结直肠癌)、血脂、血糖

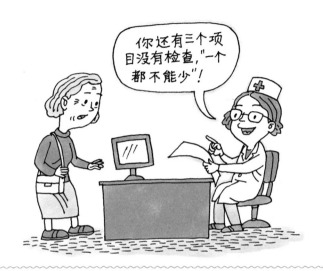

等检查项目,是迄今为止国内外公认推荐的预防慢性疾病必做的体检项目。

(4) 影像学辅助检查: 心电图检查主要反映心脏有无异常,X线检查可显示心肺有无异常,超声波检查肝、胆、胰、脾、肾,可初步了解主要内脏器官的形态是否正常、有无实质性病变(如有无异常肿块)等。

小贴士

老年人健康体检时的必选项目最好也是"一个都不能少",因为遗漏体检项目而后悔的大有人在,甚至因此造成不良后果,千万不能因小失大!

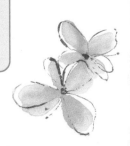

14. 健康体检有哪些备选检查项目？

　　健康体检的备选项目是可选体检项目,是个体化的深度体检项目,是主要针对不同年龄、性别及有慢性非传染性疾病风险的受检者的专业化筛查项目及健康体适能检查项目。备选项目提出了每个专项检查的适宜人群,基本能满足当前我国老年人等对健康体检及健康管理服务多样化的要求。进行备选项目检查时,一般体检医生会首先参考必选项目的内容,避免相同项目的重复检查,例如,体质指数(BMI)检查为必选项目,在疾病风险筛查套餐中就不再列出。老年人按疾病风险类别和个人意愿,可在体检必选项目基础上,增加与疑似疾病风险最相关的备选项目。常见疾病的风险及其健康体检备选项目如下。

　　(1) 高血压风险(>20 岁)：有早发高血压家族史、吸烟史、饮酒史、高盐饮食、长期精神紧张、头昏、头痛、眩晕等;备选检查项目有连续 3 次血压测定、动态血压监测、脉搏波传导速度(PWV)、踝臂指数(ABI)、心电图、血管超声、胸部 X 线照片、眼底血管照相、空腹血糖(FBG)、血脂同型半胱氨酸及超敏 C 反应蛋白(hs-CRP)、肾素等。

　　(2) 冠心病风险(>40 岁)：有冠心病病史及早发家族史、心前区疼痛、压迫感及胸部不适等;备选检查项目有血压、PWV、ABI、血管内皮功能(FMD)检查、心脏彩色超声、颈动脉超声、动态心电图、心电图运动试验、螺旋 CT 断层扫描冠脉成像(CTA)、空腹血糖、血脂、载脂蛋白 A、载脂蛋白 B、脂蛋白(a),血乳酸脱氢酶及同工酶、血清肌酸激酶及同功酶、肌红蛋白、肌钙蛋白 I、血肌酐、尿微量清蛋白、超敏 C 反应蛋白、白介素-6、肿瘤坏死因子、纤维蛋白原、同型半胱氨酸等。

　　(3) 脑卒中风险(>40 岁)：有高血压、慢性房颤、扩张性心肌病、风湿性心脏病病史及早发家族史、头痛、头昏、眩晕及短暂性脑缺血发作(TIA)等;备选检查项目有血压及动态血压检查、PWV、ABI、FMD、心脏彩色超声、颈动脉超声、经颅多普勒(TCD)、眼底血管照相、头颅CT、空腹血糖、血脂、血肌酐(Cr)、尿微量清蛋白、血黏度监测、血小板聚集(PAgT)、超敏C反应蛋白、纤维蛋白原(Fg)、同型半胱氨酸(Hcy)等。

(4) 外周血管病风险(＞50岁):有高血压或脑卒中家族史,高血压、脑卒中、房颤、颈动脉狭窄、腹主动脉瘤等病史,头痛、头晕、乏力、下肢水肿及跛行等;备选检查项目有血压及四肢血压测量、足背动脉触诊、颈部、腹部听诊(血管杂音)、血管超声、PWV、ABI、FMD、空腹血糖、血脂、血肌酐、尿微量清蛋白、超敏C反应蛋白、纤维蛋白原、同型半胱氨酸等。

(5) 2型糖尿病风险筛查(＞35岁):有出生体重、糖尿病家族史、怀孕糖尿病、高血压、冠心病史、血糖及血脂异常史、饮食与运动情况、口渴、多饮、多尿、多食、体重下降、倦怠乏力等;备选检查项目有体质指数、腰围与腰臀比、脂肪率、血压、PWV、ABI、FMD、空腹血糖、餐后2小时血糖、口服葡萄糖耐量试验(OGTT)、糖化血红蛋白(HbA1c)、糖化清蛋白、空腹血糖、血脂、尿糖、尿酮体、尿微量清蛋白、胰岛素、C肽、超敏C反应蛋白、同型半胱氨酸。

(6) 慢性阻塞性肺疾病(COPD)风险(＞50岁,吸烟者＞40岁):有吸烟史、慢性支气管炎、哮喘病史、慢性咳嗽、咳痰、气短、喘息、胸闷等;备选检查项目有肺功能检查、肺部X线检查、肺部CT检查、红细胞沉降率(ESR)、白细胞计数(WBC)、红细胞计数(RBC)、血细胞比容(HCT)等。

(7) 慢性肾病(CKD)风险(＞40岁):有肾脏疾病家族史、慢性肾炎及蛋白尿、高血压、糖尿病病史等,眼睑水肿、血尿、尿少、疲乏、厌食、恶心、呕吐等;备选检查项目有血压、肾脏超声检查、血肌酐、尿微量清蛋白。

(8) 肺癌(>50岁):有肺癌家族史、吸烟史、咳嗽、胸痛、痰中带血、长期低热等;备选检查项目有肺部低剂量 CT 及肿瘤标志物,即神经元特异性烯醇化酶(NSE)、细胞清蛋白 19 片段(CYFRA21-1)、癌胚抗原(CEA)、鳞状细胞癌抗原(SCC)。

(9) 乳腺癌(>35岁女性):有乳腺癌家族史、乳腺疾病史、婚育史、月经史、乳房胀痛(与月经周期无关)、乳头异常分泌物等;备选检查项目有乳腺超声检查、乳腺钼钯检查及肿瘤标志物,即癌抗原 153(CA-153)、癌抗原 125(CA-125)、CEA。

(10) 宫颈癌(>21岁女性):有宫颈癌家族史、月经史、生育史、不洁性生活史、白带异常、阴道出血等;备选检查项目有宫颈薄层细胞学技术(TCT)检查、人乳头瘤病毒(HPV)及肿瘤标志物,即 SCC、CEA。

(11) 结直肠癌(>50岁):有结直肠癌家族史、慢性结肠炎及肠息肉病史、下腹痛、便血、黏液便、大便频次等;备选检查项目有肛诊、粪便隐血、结肠镜、气钡双重造影及肿瘤标志物,即 CEA、癌抗原 199(CA-199)、癌抗原 242(CA-242)。

(12) 胃癌(>50岁):有胃癌家族史、胃溃疡、胃肠息肉病史等,以及腹痛、腹泻、柏油便等;备选检查项目有胃镜检查、气钡双重造影、幽门螺杆菌检查(Hp)、胃蛋白酶原(PG)及胃泌素测定及肿瘤标志物癌抗原 72-4(CA72-4)、CEA。

(13) 前列腺癌(>45岁男性):有前列腺癌家族史、慢性炎症史、反复尿频、尿急及血尿等;备选检查项目有前列腺触诊检查、前列腺超声检查及肿瘤标志物,即前列腺特异性抗原(PSA)、游离前列腺特异性抗原(FPSA)。

其他备选项目还有体适能检查、骨密度检查、心理测评、中医体质辨识、功能医学检查等，在此不再一一介绍。

从上述可知，针对老年人健康体检的备选项目有一个共同的特点，就是受检者一般均有相关慢性疾病的家族史和本人的临床症状。例如，疑有结直肠癌风险的依据就是受检者有结直肠癌家族史，而本人有慢性结肠炎、肠息肉病史，出现下腹痛、粪便带血、黏液便、大便次数改变等症状等。因此，老年人要特别留心家族中(尤其是直系亲属)的慢性疾病发病史，并经常关注自己有无身体感官上的异常(如胸痛、压迫感、头痛、头晕等)，有无不良生活习惯(如吸烟、饮酒、高盐、高糖、高脂饮食)，有无排尿、排便感觉和次数改变，以及尿液、粪便颜色等的变化，主动咨询体检或临床医生，参加必要的慢性疾病风险筛查，以便早期发现和预防相关的慢性疾病。

小贴士

以上介绍的健康体检备选项目，很多很专业，老年朋友只要大致了解就行，毕竟现在的健康体检机构和具体体检项目大多是由单位根据实际情况来选定。如果有老年朋友需要单独去查一些备选项目，可与体检医师单独沟通商定。

15. 怎样合理选择体检套餐？

　　体检套餐是借用餐饮中"套餐"的一种形象说法,即体检项目由体检机构预先按一定规则设计成相对固定的组合检查。规范的体检套餐既有必选项目的组合,也有依据特定疾病风险的备选项目组合。目前,市场上各种所谓的体检套餐,数量可从几十项到上百项不等,价格也从上百、上千甚至到成万。选择合适体检套餐的原则性建议如下。

　　体检首选公认、权威、声誉好的公立或私立大型体检机构,以保证体检指导的准确性。

　　咨询健康体检或临床医学专家,他们是合理健康体检的真正指导者。当前,过度医疗、过度体检非常普遍,那些医德好、医技精的临床专家,会非常科学、客观地分析体检对象的特点,对检查项目内容、数量和临床意义提出最新而可靠的建议和解释。例如,他们会告知您,老年人恶性肿瘤发生率虽然较高,但目前一致认为,不建议对无症状的受检者随意使用多项组合的肿瘤标志物体检套餐,因为此类套餐受检者不仅无益,而且还可能有害。

　　将体检机构的套餐与上述的体检必选项目和选项目进行比较(详见本书28~29页和32~35页),看看哪一种套餐更适合于自己。通常,无症状的老年人先做必选项目,如检查结果异常或存在某种慢性疾病的风险,则应向体检医师咨询,共商下一步的检查项目。特别是无症状老年人第一次体检,不建议选择同时做"必选"和"备选"全部套餐项目! 如无症状老年人第一次体检结果显示正常,根据年龄下一次的体检间隔时间可能还会延长些。

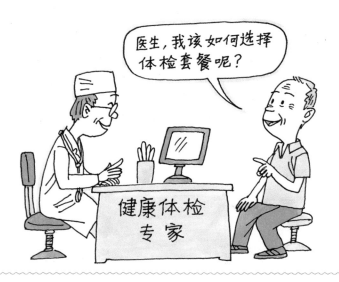

小贴士

　　一般受检者不具备临床医学专业知识，所以常常无法自行选择适合自己的体检套餐。如选择检查项目过多的套餐，不但滥用医保资源和个人费用，而且会严重干扰发现目标疾病，还会造成受检者不同程度的身心伤害。但如选择体检套餐项目过少，也易发生漏检，造成延误疾病诊治的后果。老年人可参考本书提供的健康体检必选项目和备选项目，结合体检机构的具体建议，选择适合自己年龄和疾病风险因素的体检套餐。

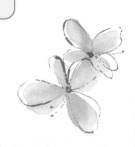

16. 填写体检自测问卷为什么很有价值？

　　规范的健康体检,会要求受检者填写一份健康体检自测问卷。受检者根据自己的真实情况,选择回答有关自己的健康史、症状、体征、生活方式、环境健康、睡眠健康和健康素养的问题。这对预防疾病、保持健康和早期诊治疾病都至关重要,因此准确完整地填写自测问卷很有价值。下表是自测问卷中需要填写的内容。

自测问卷	
类　别	内　容
健康史	家族史、现病史、过敏史、用药史、手术史、月经生育史等;重点慢性病家族遗传信息,如早发心血管病家庭史(男性55岁,女性65岁)等
症状与体征	主要慢性病风险人群:循环、呼吸、消化、内分泌、神经、泌尿系统病症,妇科疾病及视听功能等
生活方式和环境健康	饮食、吸烟、饮酒、运动锻炼、环境健康风险等
心理健康与精神压力	情绪、精神压力、焦虑抑郁状态等
睡眠健康	睡眠时间、睡眠质量、睡眠障碍及其影响因素等
健康素养	健康理念、健康意识、健康知识和健康技能等

　　在"健康史"类别中,如有父母或兄弟姐妹患有明确的高血压、冠心病、糖尿病、肥胖症、某些恶性肿瘤等家族史,则本人患病的风险增高。

　　在"症状和体征"类别中,如有经常咳痰带血症状,则对提示肺部疾病特别是肺癌风险有意义。如有经常胸痛或心前区憋闷不适,则对提示心脏疾病特别是心肌梗死风险有意义。

　　在"生活方式和环境健康"类别中,如有经常进食咸、甜、油的食品，以细粮、肉食为主，不吃豆制品，少吃蔬菜水果的，则对提示结直肠癌风险有意义。

在"心理健康与精神压力"类别中，如经常闷闷不乐、情绪低落，或精神紧张、焦虑不安、易发脾气，或多疑、健忘等，则对提示老年抑郁症、老年痴呆症风险有意义。

在"睡眠健康"类别中，如经常入睡困难、睡眠时间少、失眠，则无论失眠是短期还是长期效应，除了直接影响生活，还存在诱发潜在多种疾病的可能性。

在"健康素养"类别中，指个人获取和理解健康信息，并运用这些信息维护和促进自身健康的能力，主要反映 3 个方面的内容：基本知识和理念、健康生活方式与行为及基本技能。如是否了解获取医疗保健知识的途径，是否备有常用或急救的药品，是否经常晒太阳，是否知晓健康的血压值、成年人每天最佳食盐量等，这些基本知识对保持自身健康、预防疾病有重要意义。

小贴士

　　填写健康体检自测问卷是完整的健康体检组成部分，不但反映了受检者的基本信息，如姓名、性别（有些疾病风险有性别之分，如肺癌男性的风险更高）、民族（有些疾病有种族差异）、年龄（有些疾病有年龄特点，如老年人的骨质疏松症、恶性肿瘤风险更高）、出生地、婚姻状况、文化程度、职业、离（退）休人员（如抑郁症、孤独感在老年人更易发生）、医保类别（不同医保人群健康体检的机会不等）等，而且自测问卷还可反映与潜在疾病有关的危险因素成因。受检者需仔细填写，这也是对自己的健康负责。

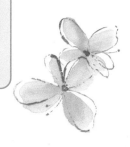

体检的目的是要准确反映受检者即时状态下的健康状态,无论检查结果是否正常,都应客观而真实,这是体检医师和受检者双方一致的目标。但许多体检项目检查结果的真实性会受到各种因素的干扰,因此了解各种体检项目的注意事项,可避免这些不利因素影响检查结果的准确性,做到事先有提防、有准备。

比如,针对必选项目的检查项目(详见本书 28～29 页),至少有以下事项值得关注。

(1) 一般事项:体检时穿着宜宽松,不要佩戴首饰,以方便随时检查和准备。

(2) 测量血压:进食、吸烟、焦虑、紧张、劳累、膀胱充盈、过冷、过热等都会影响血压测量的准确性,测量前患者需静坐至少 5 分钟,在平静的状态下测量血压较为准确可靠。

(3) 体格检查:检查前要稍事休息,避免心跳、呼吸过快,注意配合医生按要求调整体位、进行胸式或腹式呼吸动作等。

(4) 妇科细胞学检查:体检前 24 小时内不要冲洗阴道、避免性生活;临体检前应排空膀胱。

(5) 实验室检查:①血液肝肾功能、血脂、血糖检查:通常需空腹,故检查之前 8～12 小时开始应禁食;②尿常规检查:最好留取早晨第一次排出的新鲜尿液(即"晨尿")检查,有利于检出尿液的异常成分;③粪便隐血检查:如采用的是化学法隐血试验,应至少在试验前 3 天就开始禁食肉类、动物血、铁剂和维生素 C 等;如采用的是免疫法隐血试验,则不受饮食限制。

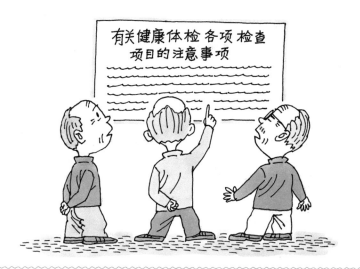

(6) 心电图检查：检查前不能饱食、吃冷饮、吸烟，需平静休息 20 分钟后检查。检查时全身放松、呼吸平静、勿讲话或移动体位。

(7) 胸片检查：不要穿戴有任何金属饰品的衣服或首饰等。

(8) 腹部超声：肝、胆、胰、脾、肾等腹部超声检查宜空腹进行，故检查前一日晚 8 时开始禁食，晚上 12 时后禁饮水。

小贴士

有关健康体检各检查项目的注意事项，可关注各体检机构的预先告知，或向体检机构直接询问。有的体检机构会口头和书面告知注意事项等。

18. 如何配合血液检查？

在健康体检中,血液标本是实验室检查采用率最高的标本。血液标本采集不同于尿液和粪便标本采集,操作相对复杂,有时还比较困难。要得到一份质量合格的血液标本,需要采集者和受检者密切配合。

静脉采血是体检最常用的采血方法,采血部位多采用手臂肘部内侧较易见的浅表静脉,1次采血即可获得较多血量,适用于多个项目同时检查。受检者应在体检医生指导下,事先明了静脉采血要求进行配合,如穿较宽松的内外衣,便于暴露手臂静脉血管。

采血量依据检查项目需要量而定,项目越多,需血量越大。不同类别的检查,需要使用不同的采血容器。

必须避免引起血液标本不合格的人为干扰因素。

(1) 避免高血脂标本:有些检查项目检查前需要禁食,因为高脂肪(脂血)血标本可干扰许多生化物质的检查,为此在采血前8～12小时,除可适量饮水外,要求不再进食,即可得"空腹"血标本。

(2) 避免溶血标本:溶血是指红细胞遭到破坏,溶血物质可严重干扰检查,故要加以防止。例如,在采血开始时,要求受检者先握紧拳头,以便使静脉血管怒张,但握拳不要"一握一放",这样做反而会造成溶血。

(3) 避免生活习惯(如吸烟、饮酒、喝咖啡)及紧张、剧烈运动等其他干扰因素:采血前应禁烟、酒、咖啡,并静坐休息适当时间后再采血为宜。

如出现以下采血情况，需要受检者理解和配合：

（1）未能一次抽出血液，或未能抽出足够检查的血量：如老年人肥胖、静脉血管不易显露，或老年人血管脆弱，都可给采血带来困难。此时，可能需要在同一手臂另选采血部位，或换手臂，或多次穿刺，才能完成采血。在这种情况下，特别需要老年人事先有心理准备，且临场能充分理解。

（2）穿刺部位产生血肿：有时采血不顺利，会发生血液渗入皮下组织，出现"乌青块"血肿，可在穿刺部位直接加压阻断继续渗血，不必过度焦虑。

（3）穿刺部位出现瘀点：就是出现大小不等的红点瘀斑，即大小如针尖样或直径在几个毫米的小红点，这种情况可能反映受检者的止血功能有异常，如有血小板异常。

（4）呕吐：部分人在采血时一见到血液流出，会发生反应性呕吐，此时作深呼吸即可得到缓解。

小贴士

在静脉采血结束后，有些老年朋友未按采血医生的嘱咐，未将消毒棉球紧按在手臂采血点上至少5分钟，或按住碘伏棉球后错误地作了按揉，皮下就会出现"乌青块"血肿。出现这种情况后，不必紧张，可向采血医生讨要消毒棉球直接按压在手臂采血点上阻断渗血5分钟，一天内手臂采血点不要沾水以防感染，血肿会慢慢被吸收后消失。

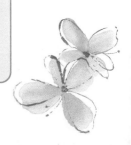

19. 如何预防和应对晕血？

有些老年人在静脉采血时可能会发生晕厥，即晕血。这种现象是老年人一想到或一见到血时，所触发的自主神经系统的身心反应。主要原因是心理恐惧、情绪紧张，造成大脑一时性缺血、缺氧，可突然出现血压降低、冒冷汗、一时意识丧失，一般在立即停止采血、稍作休息后就可恢复正常。

如以往发生过类似晕血事件的老人，事先更要有思想准备，临抽血前最好主动告知体检采血人员，以便有所准备。为了防止因晕血而突然摔倒、伤及身体，老年人采血的座位应固定性好、有扶手、不会转动。

如老年人发生现场晕厥，采血人员需要做紧急处理如下：通常让老年人头低平卧，松开衣领裤带，抬高下肢，帮助呼吸畅通，增加脑部血液供应；同时针刺或掐人中等穴位，可有助于恢复意识；清醒后方可喝适量热水或糖水(疑低血糖时)，但特别注意不要急于立即站起，以免再次造成直立性低血压晕厥。

小贴士

晕血是心理问题，晕血症经过脱敏治疗(即在心理医生指导下反复、逐步地由弱变强地见血，这种"系统性接触"血液是医治晕血

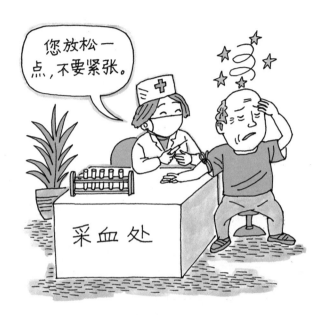

这类特定恐惧症的常用办法，通过识别恐惧根源进行自信心训练）后即可痊愈，不必太过紧张。虽然使用抗焦虑药可作为晕血症治疗的应急措施，有效预防或阻止恐惧造成的脸红、心跳、出汗、发抖等生理反应，但仍应少用或慎用，以免形成药物依赖。

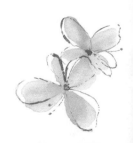

通常所说的"血糖"就是指血葡萄糖。在生理状态下，葡萄糖是大脑必需的能源。如血糖减低，可出现相应的症状及体征，即低血糖症；严重时可引起明显的脑功能紊乱，即低血糖昏迷。

低血糖症病因复杂，体检时因空腹采血是其中的一个原因。一般血糖越低，症状越明显，症状的严重程度还与血糖减低的速度、发病者的年龄和既往低血糖发作史有关。老年人年龄越大，反应性越差，症状反倒越不明显，也就是说，血糖虽已减低，却仍无自觉不适，直至昏迷。

低血糖时，一般先出现极度饥饿感、大汗、焦虑、躁动、手足颤抖、面色苍白、皮肤湿润、心动过速、情绪激动等兴奋症状；后出现软弱、乏力、皮肤感觉异常、视物不清、步态不稳、肌肉颤动、肢体震颤等脑功能障碍。严重低血糖持续超过 6 小时，常可导致永久性脑损伤。老年人发作低血糖，易诱发心绞痛、心肌梗死、一过性脑缺血发作和脑梗死。而老年人非典型低血糖又可无明显症状。

如有低血糖症状，只要尽快抢救，可立即纠正低血糖，阻止疾病恶化。如症状较轻或神志清醒者，可立即吃些糖果、喝点糖水或含糖饮料(如果汁)，即可恢复正常；如症状较重或神志不清者，可静脉注射葡萄糖液，促进血糖快速回升；如老年人血糖虽已正常而意识仍未恢复，则要按急性脑病进行急救和重症监护。

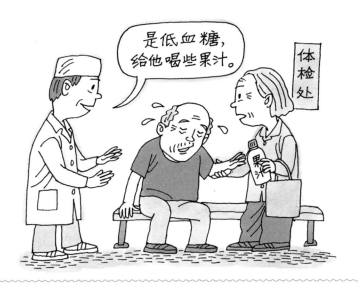

小贴士

　　低血糖症的诊断标准如下：男<2.78 毫摩尔/升（mmol/L），女<2.5 毫摩尔/升。发生低血糖如有意识时，一般治疗可选用饮糖水，或吃方糖或果糖 1～2 粒，或吃面包 1～2 片，或吃饼干 5～6 块，或饮果汁或含糖饮料半杯，或吃米饭、粉、面一小碗。预防低血糖还要结合日常戒烟限酒，这是因为酒精、咖啡因、吸烟都可严重影响血糖的稳定。老年人发生低血糖时，即使症状不明显，也可损害脑功能，严重低血糖更可危及生命。因此，严密关注老年人可能因空腹体检而引发的低血糖症状非常重要。

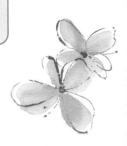

21. 高血压、糖尿病、高血脂患者检查前要停药吗？

高血压、高血脂、高血糖又称"三高"，是困扰现代人的三大顽疾，常需长期甚至终身服药。那么，这些老年患者在体检时是否需要停药呢？对此，大致可分为两类情况。

通常情况不需要停药。体检前同往常一样按时服药。因为自行停药，易引起心脑血管等意外，甚至危及生命。例如，高血压患者按常规服药，是保持血压稳定的重要措施，贸然停药可能引起血压突然上升、发生危险；如在按时服药情况下，体检时测量血压仍见偏高，可有助于体检医师全面解释高血压与药物剂量或种类的关系。有位糖尿病患者自以为体检当天抽血要"空腹"，就将降糖药停了，待抽血过程中和抽血刚结束发生头晕、乏力时，就立即开始吃面包等，结果突然出现大汗淋漓的危急现象，原因是他的血糖突然增高，后经紧急降血糖处理才转危为安。对于高血脂患者，继续服用降脂药物也并不影响体检当天的检查。

特殊情况下需要停药。在有些检查或试验前，可能需停止用药一定时间，这是因为有的药物会影响部分检查或检验的结果。例如，为了检查空腹血糖，则需当天停用降糖药；但为了检查餐后血糖，则不可停药，否则血糖测定结果会偏高，从而干扰药物疗效的正确评估。此外，还要看使用何种具体药物，如治疗糖尿病的一种常用药物如格华止(盐酸二甲双胍片)，与用于X线或扫描检查的染料有相互作用，因此在体检前医生可能会建议暂停服用此药，待检查或检验后，如肾功能检查结果正常，则再隔一定时间后开始服药。

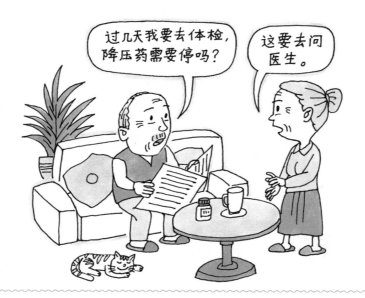

小贴士

　　有高血压、糖尿病或高血脂的患者，体检前是否需要停药，最好先咨询体检医师，将具体药物名称、服用剂量和方法等告知医师，以便体检医生综合考虑，做出是否体检前停药和如何停药的建议。例如，65 岁以上的糖尿病患者在口服格华止期间，就应定期检查肾功能，但在接受外科手术或进行碘剂 X 线摄影检查前，应暂时停止口服本品；老年患者在进食过少（如体检前禁食或饮酒）等情况下会出现低血糖，因此需要特别注意。

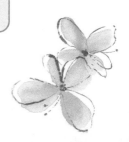

体检眼科检查主要包括视力、辨色力、内眼、外眼、眼压和视野等。由于眼球处于体表特殊的解剖位置，不但可用肉眼直接观察眼睑、结膜、眼球位置、眼眶和角膜、巩膜等，而且可借助眼底镜，观察到晶状体、视网膜和血管的变化及视神经，这是人体中唯一不需手术切开而能清晰见到血管和神经的部位。

体检时耳鼻咽喉科医生常佩戴一个额镜用来聚光，再使用适当检查器械做检查。如用耳镜、音叉查外耳道、鼓膜和听力，用前、后鼻镜查鼻腔，用压舌板、喉镜等查咽喉。检查耳鼻咽喉区域，除了明确发现局部相应的疾病外，还可能在不同程度上反映出全身性疾病，从而有助于提示和诊断全身系统性疾病。

可由耳鼻咽喉部位表现的全身性疾病如下：

(1) 遗传和先天性疾病，如先天性外耳道闭锁等，可见耳等器官或组织发育异常。

(2) 感染性疾病，如流行性感冒病毒感染可累及中耳、内耳等，可见局部黏液炎症。

(3) 免疫系统疾病，如系统性红斑狼疮等，可使外耳、中耳、内耳发生炎症及耳鸣耳聋、眩晕等。

(4) 内分泌系统疾病，如糖尿病、甲状腺功能低下等，可损害耳、喉，造成听觉障碍、眩晕、声音嘶哑、发声困难等。

(5) 血液系统疾病，如恶性淋巴瘤，原始部位可在局部（如扁桃体、鼻咽部等），可引起咽痛、吞咽困难、鼻塞、鼻出血等；如白血病、缺铁性贫血，可损害内耳、咽部等；如粒细胞缺乏等，也可能仅表现为咽喉炎体征。

(6) 泌尿系统疾病，如慢性肾衰竭，可损害内耳、咽部，引起耳鸣、耳聋、溃疡等。

(7) 心血管系统疾病，如心力衰竭等，可累及气管等，致使咳嗽、声音嘶哑等。

(8) 神经性与精神性疾病，如脑肿瘤、多发性硬化等，可累及支配咽部、喉部的神经，导致咽喉感觉异常、咽喉痛、吞咽困难、发声异常及进食反流等。

此外，结核、梅毒等，都可累及耳鼻咽喉部位，造成相应器官或组织异常。因此，体检过程中不要忽视耳鼻咽喉科的检查。

小贴士

老年人中除了随年龄增高而老化的白内障外，眼部的表现还可能反映全身的疾病，如视网膜动脉硬化反映体内动脉硬化的程度，并常与高血压病、糖尿病并存。其他全身疾病还有肾脏病、血液病、甲状腺功能亢进、维生素 A 缺乏症等。有时眼部异常还可能是某些全身疾病最早出现的症状，如瞳孔一大一小可能是脑卒中、脑肿瘤等的征兆。

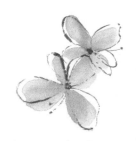

中华医学会健康管理学分会等医学专业组织建议,如受检者有高血压、冠状动脉粥样硬化性心脏病(冠心病)、脑卒中和糖尿病风险,有吸烟、超重、肥胖等高风险,有心血管综合风险评估为中度风险以上等,都应做颈动脉超声检查。

随着年龄增加,老年人颈动脉内中膜厚度(IMT)增厚和斑块检出率也随之增加。因此,颈动脉超声检查是针对有冠心病风险、年龄＞40岁的人群,属于有症状老年人的体检备选项目(详见本书28~29页)。

那么,为什么有冠心病风险的人群要做颈动脉超声检查呢?这是因为颈动脉粥样硬化严重程度与脑卒中、心肌梗死的发生密切相关。颈动脉超声检查是反映全身动脉硬化的一个"窗口",使用彩色多普勒超声仪,可精确测量颈动脉内中膜厚度、检查有无斑块形成、评估斑块稳定性及对动脉狭窄程度进行分级等,对动脉粥样硬化性疾病早期诊断、预后判断和心血管疾病风险评估与预测,都具有重要意义。

以往我国各体检机构使用的颈动脉超声检查方法和判定标准良莠不齐,现已规范了颈动脉超声检查的技术。例如,要求检查时受检者仰卧位,充分暴露颈前部,颈后垫枕,头后仰,并偏向检查对侧,同时避免颈部过度伸展,造成肌肉紧张,影响检查结果。

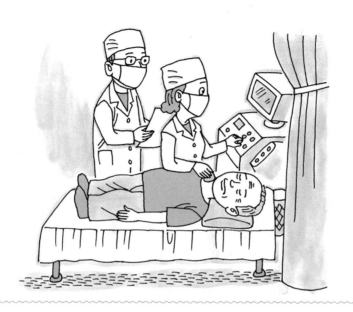

小贴士

据统计,2013 年中国参加体检的人数达 3.6 亿人次。其中,大部分中老年人群都做了颈动脉超声检查。颈动脉超声检查可清晰地显示粥样硬化斑块,不但有利于诊断动脉硬化,而且有助于及早采取治疗措施,防止老年人发生脑卒中。

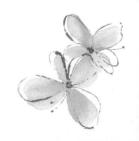

24. 肿瘤标志物是否非查不可？

我国肿瘤发病率逐年增高,发病年龄趋向年轻化,但恶性肿瘤早期诊断及定位相对困难,死亡率高,严重危害人类健康。为了科学合理地将肿瘤标志物(TM)应用于肿瘤的筛查、诊断、预后评估、疗效监测、复发预测等环节,最近我国相关学术机构结合国内外临床医学专业组织的意见,发布了《肿瘤标志物的临床应用建议》。

首先,什么是肿瘤标志物呢? 肿瘤标志物是指在恶性肿瘤发生、发展过程中,由肿瘤细胞合成、分泌,或由人体对肿瘤细胞做出反应时产生和(或)增高的、可预示存在肿瘤的一大类物质。肿瘤标志物可存在于人体血液、尿液等各种体液、细胞或组织中。

常用的肿瘤标志物是肿瘤"辅助诊断、预后判断、疗效观察和复发检查"的重要指标。所谓辅助诊断,是指诊断恶性肿瘤疾病,不能单凭检查肿瘤标志物检查出现阳性(或升高)的结果进行确诊。目前,不提倡对无恶性肿瘤症状和风险的人群进行肿瘤标志物筛查;但对用于原发性肝癌的甲胎蛋白(AFP)和用于前列腺癌的前列腺特异性抗原(PSA)这两个肿瘤标志物,是否作为对无症状人群的筛查指标,国内外有不同建议;对有恶性肿瘤高危风险人群,如年龄 60 岁以上、有家族史、有长期慢性乙型肝炎史或处于肿瘤高发地区等人群,可选择合适的肿瘤标志物进行检查,体检时受检者即使无症状和体征,也需定期随访。

一方面,一种肿瘤标志物增高可发生在多种良性疾病(如肝肾疾病、炎症感染等)或多种恶性肿瘤疾病,因此某个肿瘤标志物增高或阳性,不能完全确定有某一特定肿瘤;而一种恶性肿瘤疾病,也可出现多个肿瘤标志物增高,各种肿瘤标志物之间指示的疾病可互相交叉重叠。另一方面，单凭肿瘤标志物检查阴性结果，也不能完全否定无恶性肿瘤。总之，在恶性肿瘤诊断中，单凭肿瘤标志物检查结果阳性并不能确诊恶性肿瘤、阴性也不能排除恶性肿瘤。因此，肿瘤标志物检查只能作为辅助诊断的一部分。

关于肿瘤标志物浓度的参考范围，首先必须明确，每个个体都有各自的肿瘤标志物基础浓度，但在个体恶性肿瘤发生前，经常无法得知每个个体原有的肿瘤标志物浓度，也许有的个体肿瘤标志物浓度非常低，也许有的个体肿瘤标志物浓度很接近甚至高出已知的参考范围高限值。因此，在临床中，最有意义的还是每个个体各自特有的肿瘤标志物浓度高低的动态变化。

可见，体检是否要检查肿瘤标志物，关键取决于受检者的年龄、有无症状和是否存在恶性肿瘤的高风险因素。因此，最好事先向临床有关专家咨询，综合分析检查肿瘤标志物是否合适，明确检查与不检查的利弊，达到统一认识。

小贴士

肿瘤标志物的临床应用价值，目前主要用于对已确诊恶性肿瘤患者的疗效判断和复发监测。通常如患者治疗前肿瘤标志物浓度增高，治疗后开始浓度减低，则表示治疗有效；如肿瘤标志物治疗后浓度并不减低或持续异常，则提示有肿瘤残留和（或）肿瘤转移；如肿瘤标志物浓度先减低后又增高，则提示肿瘤复发或转移。因此，患者需要定期随访检查肿瘤标志物。

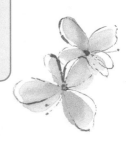

25. 为什么女性不应忽视妇科检查？

老年人妇科检查通常是女性体检的一部分,是检查生殖器官(包括检查外阴、阴道、子宫颈、子宫体等)的重要手段,可发现多种妇科疾病,如卵巢囊肿、性传播疾病、子宫肌瘤、子宫颈癌等的征象。如检查结果为阴性,体检医生会建议隔多久再复查,一般要求每年进行一次妇科检查;如结果为阳性,就会要求进一步检查确诊。

妇科检查主要包括: 先是直接观察外阴部,看是否有盆腔发炎、疼痛、肿胀或其他异常;之后,采集阴道分泌物标本做涂片阴道清洁度检查,判断是否有炎症,而作宫颈涂片细胞学检查是防癌普查和生殖道恶性肿瘤辅助诊断不可缺少的手段之一;宫颈刮片、宫颈管涂片、宫腔吸片、液基薄层细胞学技术(TCT)检查、宫颈脱落细胞人乳头瘤病毒(HPV)DNA 检查,都是早期子宫颈癌筛查、防治的重要方法;必要时还可进行活组织检查(简称"活检"),指在病变或可疑病变部位取少量组织做病理检查。

妇科检查还会使用"双合诊"检查,是医生用戴手套的双手,在受检者体外触摸腹部和盆腔,检查子宫和卵巢的大小和形状,特别会注意受检者的压痛点或异常赘生物。检查时,医生会先与受检者沟通,所以受检者无须过于疑虑。根据检查全部结果,医生与受检者可进一步讨论下一步做什么,例如,是否需要增加特异性检查项目、何时随访等。

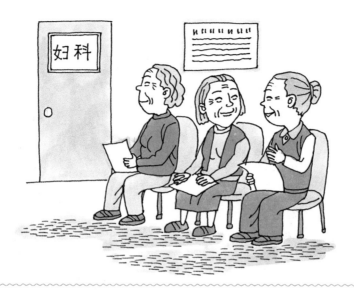

小贴士

妇科检查可诊断妇女盆腔的状况，如出现盆腔疼痛、阴道异常出血、皮肤改变、阴道分泌物或泌尿等异常症状或问题，则应进一步检查，有助于寻找出现这些症状的原因，明确是否需要再做其他诊断性检查或直接开始治疗。

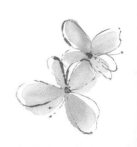

26. 如何配合妇科检查？

妇科检查又称盆腔检查,是女性体检的组成部分。要配合好妇科检查,一般老年女性需要注意以下3点。

一是注意思想放松。妇科检查需要采用一定检查器械,如阴道窥器、阴道镜、宫腔镜和活检等。检查前体检医师会事先告知有关注意事项,因此,老年女性可尽量保持思想放松,不必担忧和紧张。

二是注意检查前准备。如对检查等有疑问,可记下有关问题,到时可咨询体检医生。妇科检查前24小时内,要求禁止性生活、阴道冲洗及用药;检查前应排尿,使膀胱内无尿液,必要时可能要接受导尿术以便排空尿液;有粪便时还需排便或灌肠后检查。

三是注意检查时配合。妇科检查前,医生会听诊心肺和进行乳房检查。检查时,在受检者臀部下放置一次性垫单,可避免交叉感染。受检者应配合检查,按要求仰躺在检查台上,将臀部置于台缘,头部略抬高,两手平放身旁,以便松弛腹肌、分开两腿。通常医生规范而轻柔的操作很少会引起受检者的不适,但有时在使用检查器械时,受检者可能会有压力感或局部不舒服,因此在检查现场应尽可能放松思想和腹肌,可减轻不适。但如有疼痛,就应及时、直接告知医生。

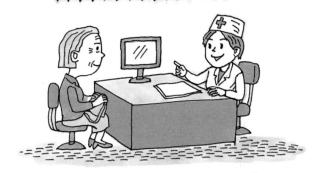

检查前体检医师会事先告知有关注意事项。

小贴士

妇科检查时，受检者在常规方法未获得满意检查结果时，可能还需要在麻醉条件下进行检查或改用超声检查。检查结束时，医生会告知检查结果有什么异常发现。阴道超声（简称"阴超"）检查可观察女性盆腔深部器官，可清晰观察盆腔器官全貌及细小病变，观察到子宫、卵巢和血流情况，有助于临床诊断盆腔脓肿、炎性渗出和肿块、子宫内膜病变，以及子宫肌瘤、子宫颈癌及卵巢肿瘤等。阴道超声不受体型肥胖、腹部瘢痕、肠腔充气等干扰，但不能显示超出阴道探头范围的器官及病变，也不用于未婚、无性生活史女性以及有阴道出血、阴道炎、老年性阴道萎缩的情况。另外，阴道超声检查前受检者需要排空膀胱。

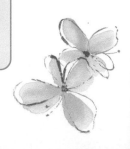

肛门指检或肛诊，是触诊检查肛门和直肠的通称。

肛门指检的重要价值是在检查时，可直接或间接提示直肠及其周围局部组织是否有异常改变。例如，检查时受检者有剧烈触痛反应，可指示肛裂及感染可能；如在触痛处同时有波动感，可提示有肛门、直肠周围脓肿；如触及包块，常为直肠息肉；如触及坚硬、凹凸不平包块，会提示直肠癌可能；尤其是检查后如发现指套表面有黏液、脓液或血液，进一步可取标本送实验室检查；如不能明确病变，可考虑选做直肠镜和（或）乙状结肠镜及其他检查等。

直肠指检，对于老年男性，还可触诊前列腺与精囊，提示有无前列腺肥大或前列腺癌；而对于老年女性，还可检查子宫颈、子宫、输卵管等，必要时还可配合妇科"双合诊"检查（详见本书的56～57页）。

如疑老年受检者有结直肠癌风险，就建议常规做直肠指检，以便尽早了解可能的肿瘤大小、质地及与周围脏器、组织的关系等。直肠指检对于鉴别诊断结直肠癌、痔疮、直肠息肉、炎症等也有重要意义。因此，健康体检时，尽量不要自行放弃直肠指检机会，以免漏诊一些重要疾病。

直肠指检时，要求受检者采用一定的姿势，而体检医师会戴上涂有润滑剂的指套或手套，用食指轻轻而缓慢伸入肛门和直肠内进行触摸，检查黏膜是否光滑、有无肿块等，同时还会询问受检者有无压痛感等。

直肠指检一般无风险，仅在手指插入直肠的一刹那，会感到短暂轻微不适，受检者可做一个深呼吸来减轻感觉。如受检者原有痔疮或肛裂，应在开始检查前先告知医生，以期有所准备；检查后有时可能有少量出血。在极少见情况下，在直肠指检时受检者可能有头晕，此乃因心理恐惧或有痛感所致，如能尽量放松就可缓解。

小贴士

一般来讲，肛门指检可分为肛外指检和肛内指检两部分。肛外指检的方法是戴好手套后，用食指触及肛门四周有无硬结、肿物和压痛，有无波动感，并检查肛外皮下有无瘘管、索条走向等。而肛内指检即是肛门直肠指检，其检查方法是在戴好手套或指套后，在食指和肛门部位涂些润滑油，将食指伸进直肠内的检查。

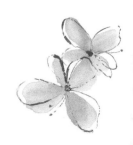

尿液、粪便、痰液检查是健康体检常规的必选项目，而标本往往是受检者自己采集。因此，需特别注意正确操作，以留取合格的检查标本。

尿液标本采集：尿常规检查虽然简便，但要想得到准确的检查结果，首先取决于尿液标本采集的正确方法，可遵从体检机构口头和书面告知的尿液标本采集的具体要求。为保证尿液标本真正反映人体的生理状态，需要特别注意以下 3 点。

(1) 留尿量和容器：无论是即刻留取的尿液（简称"随机尿"），还是留取其他类型的尿液标本，所有容器必须干燥洁净并有盖。为了操作方便和避免污染，建议使用检查机构提供的一次性专用、广口塑料容器；如使用其他容器（如药瓶、饮料瓶等），需特别注意洗净、晾干后方能使用。容器量宜大于 50 毫升，至少留取 15 毫升以上的尿液。留取 24 小时尿液标本时，容器量宜大于 2 000 毫升；留取方法是在前一天上午 8 时，先排出当时余尿，再开始留取直至检查当天早晨 8 时之内全部 24 小时的尿液；容器中需要先加合适的防腐剂，一般由体检机构告知和准备。用于尿细菌培养和药物敏感性试验的标本，需要用无菌容器采集清洁中段尿，弃用最先和最后两时段排出的尿液，只留取中间时段排出的尿液。

清洁中段尿受外阴的细菌污染少，因此，比随机尿标本更能代表实际的尿液。标本采集的关键步骤是用温和的杀菌湿巾清洗外阴。具体清洁程序和采集步骤如下：首先彻底清洗双手；然后取下尿液容器盖，注意不要接触尿容器盖及容器内壁；继而清洁外阴（女性：分开外阴皮肤褶皱，用杀菌湿纸巾从前往后清洁尿道口两侧,注意每侧清洁时各使用一张杀菌湿纸巾,之后要保持外阴皮肤褶皱分开状态;男性：将阴茎包皮退上,用杀菌湿纸巾清洁龟头);待清洁区干燥后,开始排尿留取中间时段排出的尿液,注意此时双手不要接触容器内部,也不要让容器接触外阴的任何部位;最后,完成排尿,加上尿容器盖,注意双手只能触摸尿容器和盖的外部,尽快送实验室检查。

(2) 避免污染：尿液标本不可混有其他液体(如粪便、痰液和杂物)。女性应避免混入阴道分泌物;男性应避免混入前列腺液和精液。

(3) 送检时间和保存：离开人体后的尿液,在室温下其成分就开始分解,因此尿液标本(最好是"晨尿")应及时送实验室检查,一般不超过 2 小时,目的是避免细菌污染繁殖和各种物质成分的改变。如不能及时送检,就需在 4℃ 左右冷藏,并避免结冰。

粪便标本采集：粪便常规检查也是体检必选项目之一,标本虽易获得,但采集者往往因嫌脏、嫌味重而不重视正确的采集方法。

(1) 粪标本容器：须干燥、洁净、有盖。现多采用体检机构提供的专用塑料盒或内层涂蜡的纸盒;如作细菌学检查,须用灭菌封口容器。

(2) 粪标本留取和标本量：①留取自然排便的粪标本,避免使用开塞露通便后的标本,这样会影响检查结果。②选取肉眼可见异常的粪便,即粪便表面黏附脓液、血液、黏液,此标本有助于提示疾病;如粪便表面无明显异常,就应在粪便多处进行采集并混匀,取出适量送检,可提高异常检出率。③健康体检只需留取大拇指样大小的粪便或估计半匙量的稀便即可。

(3) 粪便隐血试验标本的留取：如体检机构采用化学法试验，常会先做口头和书面告知，受检者至少应在试验前3天，就开始禁食肉类、动物血、铁剂和维生素C等；如采用免疫法试验，就无须禁食。

(4) 避免污染：粪便标本不可混有其他液体，如尿液、痰液、污水、茶水等。

(5) 送检时间：粪便标本采集后应尽早送检，一般不超过1小时。

痰液标本采集：痰液检查主要用于呼吸道炎症、感染和肿瘤的诊断。采集痰液标本看似容易，而实际上要取得"真痰液"的标本，并非"一唾而就"。所谓真痰液，是指气管、支气管的分泌物或肺泡内的渗出物，而不是口腔的唾液、鼻咽部的分泌物等。一般采用自然咳痰法：受检者早晨起床后先漱口，然后用力(从呼吸道深部)咳出1～2口痰液，使用干净容器(专用塑料盒或内层涂蜡纸盒)，立即送检(就是室温下不超过2小时，或冷藏不超过24小时)。

痰液标本用于特殊检查的采集方法：①细胞学检查：宜取上午9～10时的新鲜痰液。②查找结核杆菌，应留24小时痰液。③取痰困难者：可能需做好配合特殊方法取痰或在鼻咽部直接刮取标本的思想准备。

小贴士

尿液、粪便、痰液检查中，尿常规检查在单位组织的团体健康体检中较为常见，粪便与痰液检查则不多见，多为个人健康体检项目或专病专项检查项目。

四、体检结果非绝对，不能迷信

目前,健康体检市场如火如荼,体检报告样式也五花八门。为了规范健康体检报告格式,我国健康管理组织提供了体检报告首页的基本内容和样式,分为 7 个部分,从中可大致了解体检基本项目的构成和受检者的慢性病风险评估情况。

第 1 部分：显示体检机构名称、体检日期、体检项目类别选择、受检者基本信息等。

基本信息

体检机构：_____ 体检编号：_____
第___次体检　　本次体检日期：_____年___月___日
体检项目类别：1 健康体检自测问卷
　　　　　　　2 基本体检
　　　　　　　3 专病专项检查(注明)

姓名_____　　性别：1 男　2 女　　出生日期_____年___月___日
身份证号_____　　民族_____　　职业_____
婚姻状况：1 未婚　　2 已婚　　3 丧偶　　4 离婚
文化程度：1 小学及以下　2 初中　3 高中　4 中专及技校
　　　　　5 大学本科/专科　6 研究生及以上

第 2 部分：反映自测问卷的信息。

自测问卷发现的主要疾病及健康危险因素
(填写相应序号：其他请填写详细名称)

1 阳性家族史(注明)　2 吸烟　3 过量饮酒　4 体力活动不足
5 不合理膳食　6 血压升高　7 血糖异常　8 血脂异常
9 超重或肥胖　10 心理压力大或工作紧张　11 睡眠问题
12 现病：① 高血压　② 冠心病　③ 脑卒中　④ 糖尿病　⑤ 慢阻肺
　　　　⑥ 慢性肾病　⑦ 恶性肿瘤　⑧ 其他(注明)_____

第3部分：显示物理(体格)检查结果(体征)。

物理检查结果

只对应异常科室：

1 内科　2 外科　3 眼科　4 耳鼻咽喉科　5 口腔科　6 妇科　7 其他(注明)

第4部分：列出体检"必选项目"检查结果。

体检基本项目检查结果

检查指标 (数量单位)	检查结果	检查指标 (数量单位)	检查结果
心率(次/分)		总胆固酵(mmol/L)	
血压(mmHg)		三酰甘油(mmol/L)	
体质指数(kg/m^2)		低密度脂蛋白胆固醇 (mmol/L)	
腰围(cm)		高密度脂蛋白胆固醇 (mmol/L)	
空腹血糖(mmol/L)		谷丙转氨酶(U/L)	
白细胞计数(×10^9/L)		总胆红素(μmol/L)	
红细胞计数(×10^{12}/L)		血尿素(mmol/L)	
血红蛋白(g/L)		血肌酐(μmol/L)	
血小板计数(×10^9/L)		血尿酸(μmol/L)	

注：mmHg(毫米汞柱)；kg/m^2(千克/平方米)；cm(厘米)；mmol/L(毫摩尔/升)；μmol/L(微摩尔/升)；U/L(单位/升)

第 5 部分：主要记录影像学等辅助检查项目的结果。

辅助检查项目

项目	检查结果	项目	检查结果
心电图		其他 1(注明)	
腹部超声		其他 2(注明)	
X 线胸片		其他 3(注明)	

第 6 部分：显示慢性病风险的评估程度。

慢性病风险筛查

慢性病类别	低风险	中度风险	高风险	疾病
心血管病				
糖尿病				
恶性肿瘤				
慢性阻塞性肺病				
慢性肾病				
骨质疏松				
其他疾病 1				
其他疾病 2				

（续表）

慢性病类别	低风险	中度风险	高风险	疾病
其他疾病 3				
其他疾病 4				
其他疾病 5				
其他疾病 6				

第 7 部分：显示本次体检的体检机构负责审核人员真实姓名。

审核签名：＿＿＿＿＿

小贴士

目前很多体检机构的体检报告越来越考虑到受检者的私密性，对体检报告都作了密封处理，有的在报告封口处印有"仅限受检者本人拆阅"字样，十分人性化，值得称赞。

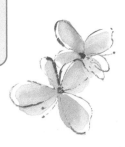

30. 为什么要保存好检查报告？

健康体检后，体检机构通常都会提供一份个人体检结果报告，体检医生还会根据检查中发现的问题，告诉受检者下一步该做什么：①假如结果异常，可能要加做一些特异性检查项目，或建议到医院有关疾病科进一步检查。②假如结果正常，会建议随访，如一年或半年后再做体检。无论哪种情况，受检者一定要保管好自己的体检报告，不要把体检报告弄丢了。

有一种不正确的说法，"体检项目我都查了，结果全部正常，医生也说没啥问题；再说，体检每年查一次，留着体检报告有啥用？"有不少受检者会随意摆放体检报告，时间一长就遗忘了，结果有意无意地把体检报告搞丢了。

还有些受检者体检后也不取回体检报告，也有些体检机构不知因何故一直未将体检报告交给受检者本人，如此等于受检者本人手头无体检报告，更谈不上"保存"两字。

其实，妥善保存好任何一次体检报告都非常重要，这对于医生或受检者自己了解健康史、疾病史、预防或诊治疾病都非常有用。因为任何一次体检报告，都客观地反映了受检者检查时的健康状态。

(1) 体检报告出现异常结果，可作为医生全面评估个体健康与否的重要依据，有助于医生做出是否进一步检查或作为诊断依据之一，故受检者在看病时带上体检报告很有必要。如老年人因细菌感染发热就诊，医生常可能要使用药物，如发现此老年人体检报告有肝肾功能异常，就会尽可能避免使用对肝肾有损害的抗生素；如体检报告有糖尿病征象或血糖增高，就会在输液中谨慎使用葡萄糖液等。

（2）体检报告显示正常结果，仍可能提示身体处于疾病与健康的"十字路口"。从预防疾病的角度看，改变生活方式可避免许多疾病的发生，也是健康体检的主要目的之一。因此，受检者随访时带上体检报告，有利于医生进行前后比较，确定是否真的正常；因高血压、糖尿病、血脂异常、胆结石、肾结石、白内障、青光眼等早期都可无明显症状或检查异常，随访时如医生对照上次体检的正常结果后发现有变化，就可以尽早进行有效诊断和干预，阻止、减缓或消除潜在的疾病。

（3）多次体检报告相互比较，可及时发现病情。例如，第一次体检B超报告发现肾脏有个小囊肿，但之后的体检报告发现此囊肿一次比一次增大，就会提示医生在肾囊肿危害肾实质之前建议受检者手术彻底治疗，真正起到健康体检预防为主的作用。因此，无论体检结果有没有问题，都需要妥善保存好体检报告。

小贴士

　　建议受检者最好像保管银行存折一样，仔细保管好自己的体检报告。体检报告实际上是一种健康状况的档案，不但客观记录了体检结果，而且具有医学证据的法律性，也是保证医疗安全的主要措施之一。有两点建议供老年人参考：①依照时间先后顺序整理好历次体检报告，如有缺失最好能补齐。②自己建立一张表格，分类记录结果有异常的体检项目及其数据，可观察这些项目在历次体检中的变化趋势。

世界卫生组织最新报告认为，目前世界人口老龄化正在加速，尽管大多数人的寿命史无前例地有望超过 60 岁甚至更高，但寿命延长所带来的好处取决于一个关键因素——健康状况。如果老年人在延长的生存期间内有良好的健康状况，那么老年人的能力就与年轻人几乎毫无差别；相反，如果老年人始终伴随脑力和体力的严重衰退，就会对本人及社会产生更多的负面影响。

一般人会自然认为，寿命延长常表现为健康延续，但事实上现在几乎无证据表明，现在的老年人比其父辈在同年龄段更加健康。这是因为老年人的健康问题面临许多潜在的非传染性疾病（即慢性疾病）风险的挑战。而这些疾病的大多数，可通过老年人在还没有感觉异常（即没有症状）的情况下，主动参加定期健康体检而得以早期发现，继而采取健康的生活方式加以预防或延缓发生。其他健康问题，只要尽早发现，也可以得到有效控制。

例如，可在健康体检时判断有无高血压病的风险，主要是明确有无家族高血压病史、受检者本人吸烟史、饮酒史，有无高盐饮食史，有无长期精神紧张、头昏、头痛、眩晕等症状。结合血压测量、心电图、血管超声、胸部 X 线检查，以及空腹血糖、血脂等检查结果，可基本判断有无得高血压病的风险。

再如，判断是否有糖尿病的风险，可在健康体检时，明确兄弟、姐妹或父母是否有糖尿病，是否超重和缺乏活动，是否有高血压、高血糖、高血脂"三高症"，是否有心血管疾病、严重精神病，是否有糖化血红蛋白或空腹血糖或糖耐量受损史，女性是否有妊娠性糖尿病、生育巨大儿、多囊卵巢综合征史；是否有胰岛素抵抗如严重肥胖和黑棘皮病等；再结合实验室筛查空腹血糖或糖化血红蛋白、或口服葡萄糖耐量试验的结果，可基本判断有无得糖尿病的风险。

因此，"看有没有得病的风险"就是老年人健康体检的主要目的。

小贴士

人的衰老，从分子及细胞水平看，是多种损伤长久累积的结果，最终逐渐造成生理功能下降，由此众多老年疾病，如动脉粥样硬化、心血管疾病、脑卒中、癌症、慢性呼吸系统疾病、2型糖尿病、高血压、关节炎、白内障、骨质疏松、老年痴呆等的患病风险就会增高（如癌症的发生率呈指数速度增长）。健康体检就是通过体检中的若干检查项目发现罹患慢性疾病的风险，取得早发现、早治疗、早康复的效果。

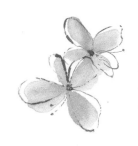

健康体检必选项目或备选项目，既有一般检查中关于身高、体重、血压等的简单测量，又有以实验室及影像学复杂设备为主的仪器检查。无论何种方法的检查，都可能发生一个共同的问题，即同一个受检者检查同一项目的结果，在不同的体检机构会不一样。这是什么原因呢？

概括来说，原因可能主要来自以下几个方面。

(1) 检查人员能力不同。检查人员的资历、经验不一，在检查操作、结果判断上可能发生差异。

(2) 检查仪器和试剂系统可能不同。仪器和试剂来源厂商不一、型号不一、标准不一、检查方法不一、建立的参考范围不一(详见本书 35 问)，显然检查结果就会不同。

(3) 受检者状态不同。如受检者在检查当时是否处于兴奋或运动状态，是否有紧张心理，是否按要求禁食、禁烟、限酒、限药，是否有良好睡眠等，都可影响检查结果。

(4) 同一检查项目的检查结果，还受标本采集、运送、储存条件(特别是时间和温度)等的影响。即使在同一体检机构，由同一合格人员、同一合格仪器及试剂系统对合格的标本进行检测，仍存在结果不完全一致的情况，医学检查中称之为"总允许误差"。这是一种不可避免的差异，通常希望这种差异越小，则检查结果的准确性越高，但不可能绝对消除。

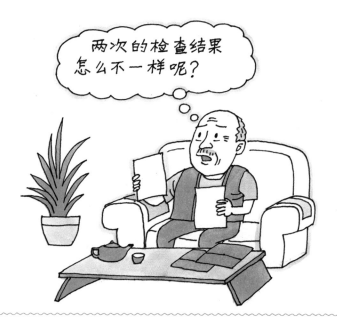

小贴士

　　体检安排在不同季节、一天之内不同时间，也可使检查结果发生规律性变化。如血液白细胞计数，在一日之内不同时间测定，其最高值与最低值可相差 1 倍；又如，检查血液三酰甘油浓度，在夏天可增高 10%。因此，体检同一项目，最好有一个相对固定的季节和时间。

33. 如何看懂和正确理解体检报告结果？

很多老年朋友拿到体检报告后，一般都会着急地先看看查出些什么结果，看有什么"异常"，如有"异常"是否表示有什么疾病等等，总之，心理非常不安。这就涉及一个如何看懂和正确理解体检报告结果的问题。

先说说如何看懂的问题。目前，较规范的体检报告，一般都装订成册，除了封面或正文显示受检者、体检机构等基本信息之外，主要内容有两大部分。

一部分是显示本次体检异常结果和建议：这部分在体检报告中的先后位置，取决于各体检机构预制的报告格式。有的报告先总结性描述体检异常结果，然后提出进一步检查或健康生活指导建议，也有的报告同时描述异常结果和提出建议。

体检报告一般都用医学专业术语和数量单位表达，如眼科"眼底动脉痉挛硬化"、血常规"白细胞计数增高 11.9×10^9/L"、B型超声波"脂肪肝"、胸片CT平扫"右肺中叶纤维灶、主动脉和冠状动脉硬化"等。

针对以上体检异常结果的建议，主要是提供健康生活或进一步随访就医的指导。例如：眼底动脉痉挛硬化，"建议控制血压等高危因素，眼科随访"；白细胞计数增高，"建议门诊复查血常规"；脂肪肝，"建议合理饮食，宜低脂低糖，严格限酒，适量运动……"；主动脉和冠状动脉硬化，"请结合临床控制血压、血脂等危险因素，心内科门诊随访"，等等。

另一部分是显示本次体检项目的详细信息：一般按检查顺

序,全面记录检查项目、检查结果、参考范围和有关说明;有的还附有实验室和辅助检查的原始检查报告单、图像或缩影图,方便受检者详细查阅"正常"和"异常"的结果。

再说说如何理解的问题。要想完全正确理解体检结果的意义,需要最新临床医学和各疾病学科的专业知识和临床实践经验。一般的老年受检者最需要理解的也许是以下两点:

(1) 各检查项目的参考范围(数量和单位)含义。
(2) 各检查项目的检查结果,如"增高"(符号"↑"或"H")、"减低"(符号"↓"或"L")、"阳性"(符号"＋")或"阴性"(符号"－")。

对这些问题的理解请见本书的 76～81 页。

体检结果还可被受检者个体的生活环境、睡眠状况、心理因素、生活方式、健康素养等影响。为此,老年人如难以理解体检结果,最好直接咨询体检医师或临床医师。

小贴士

健康体检中,检查的是离开人体的血液、尿液等标本,从标本采集、运输、处理到检验的过程,影响结果准确性的因素众多,包括已知因素和更多未知的因素,如饮酒后与饮酒前相比,有的检测项目结果会发生变化。因此,判断一项检验项目结果,特别是检测结果"异常"时,一定要综合分析各种因素,包括受检者可能的生活习惯和其他因素。

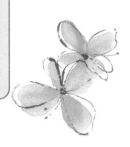

34. 检查结果「阳性」是否意味着有病变？

　　如果体检项目结果出现"阳性"，就是检查结果在参考范围之外。参考范围用"低限值～高限值"表示，如白细胞计数参考范围为"$4 \times 10^9/L \sim 10 \times 10^9/L$"，那么高于高限值($>10 \times 10^9/L$)或低于低限值($<4 \times 10^9/L$)都表示结果为"阳性"，那么"阳性"是否表示真的有病呢？

　　事实上正确的理解应是：检查结果不在参考范围内，既可能提示有病，也可能并不反映真有病；但出现"阳性"结果、特别是结果远远超出参考范围，就会提醒医生考虑进一步检查确定此"阳性"结果的真伪。

　　如果老年人有长期的不良生活习惯，那么结果为"阳性"提示有病的可能性增大。此时，医生会要求此老年人在合适的时间间隔进行复查，来验证前次体检结果。如果此老年人此时无疾病危险因素，医生会再要求适时随访复查加以确定或排除。

　　在实际生活中，健康人和患病的人其检查结果常有重叠，也就是说，健康人检查结果也可能出现一时或偶然的所谓"阳性"，即体检结果可能落在参考范围之外（详见本书 82～85 页）。此外，还有很多情况可能出现非疾病因素造成的"阳性"结果。例如，血糖增高可能与标本采集前受检者未按要求禁食相关，而并非有糖尿病；肝脏酶活性增高，可能是受检者近期有酗酒的结果而非肝硬化，等等。当检查值稍高于或稍低于参考范围时，这些非疾病因素就容易产生干扰作用（详见本书 86～88 页）。

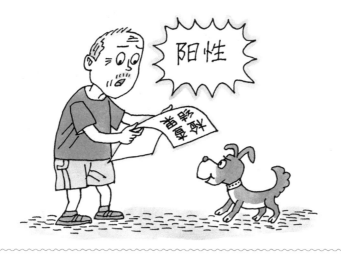

小贴士

　　理性地看懂每次体检结果的"阳性"，有助于与医生进行有效交流。例如，癌胚抗原（CEA）是大肠癌产生的一种糖蛋白，可广泛存在于消化系统癌，在正常人血清中也有微量存在。CEA 阳性还可发生在胰腺癌、胃癌、胆管癌、食管癌、肺癌、乳腺癌、甲状腺髓样癌、泌尿系统肿瘤等恶性肿瘤组织。而 CEA 在吸烟、良性肿瘤、结肠息肉、溃疡性结肠炎、胰腺炎、酒精性肝硬化、心血管疾病、糖尿病、非特异性结肠炎也会有增高。因此，单一 CEA 阳性，并不能肯定有无恶性肿瘤和有何肿瘤。此外，健康成人血清 CEA 参考范围在各实验室也并不统一，如显示不同的参考范围："非吸烟者＜2.5 μg/L，吸烟者＜5.0 μg/L"，"2.5～5 μg/L"，"≤3.0 μg/L"，"≤5.9 μg/L"，等等。因此，任何检验项目结果"阳性"，都应由临床医生进行综合分析和解释。

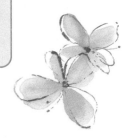

如果体检项目结果出现"阴性",就是检查结果在参考范围之内,是否能肯定受检者真的无病、"没什么好担心的"呢?显然,不能这么简单地看。

检查结果为"阴性"尽管是一个好的征象,但要知道此结果只是一组检查项目、一次和一时的检查结果而已,并非是一份绝对的"健康担保书"! 事实上"阴性"结果可表明但不能完全确定为"正常"或"无病"状态。因为健康人和有病者之间有很多检查结果可发生重叠,所以仍存在受检者的疾病未被发现的可能。

有些健康人体检结果可在参考范围之外,而有些患病者,特别是在疾病早期阶段,检查结果也可能落在参考范围之内。如受检者本来就存在疾病危险因素(如有不良生活习惯等),则一次体检结果报告"阴性",无非是碰巧而已,或只是表示"至今还好"的状态,此时的"阴性"结果也许仅是一种假象,如继续随访检查,其隐藏的疾病就会显露。

如果受检者一直以健康方式生活,且不存在疾病危险因素,那么本次体检结果"阴性",就可以作为健康的一种标志,受检者可继续保持现有的良好生活方式。

如果受检者之前的体检曾出现过"阳性"结果,而本次体检结果转变为"阴性",这显然是一个好征兆,医生会鼓励受检者以健康生活的方式继续保持现有的"阴性"成果,并定期复查,确保受检者一直行走在健康的道路上。

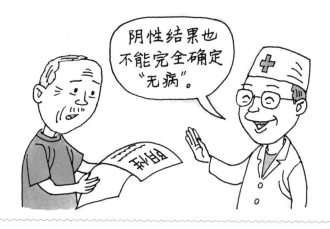

小贴士

事实上，"阴性"结果既可表明"正常"或"无病"状态，也可能是"有病"的早期而未显露，故"阴性"结果也不能完全确定"无病"。例如，原发性肺癌（简称肺癌）是我国最常见的恶性肿瘤之一，居男性恶性肿瘤的首位、女性恶性肿瘤的第二位。目前，我国的诊疗规范建议在高危人群中采用低剂量 CT（LDCT）筛查早期周围型肺癌，有益于早期发现，提高治愈率。这里所谓的高危人群，是指年龄 55～74 岁，吸烟史≥30 包/年，戒烟史＜15 年；或年龄≥50 岁，吸烟史≥20 包/年，另外具有被动吸烟除外的危险因素。但是，肺癌早期可无明显症状，当病情发展到一定程度时，才可出现刺激性干咳、痰中带血或血痰、胸痛、发热、气促等，而且多数早期肺癌患者无明显相关"阳性"体征。因此，无症状的老年人，即使健康体检体格检查和影像学检查为"阴性"，也不能完全、永久排除。如老年人存在高危因素、即使无症状，也应随访间隔时间做 CT 等检查。

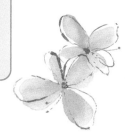

　　在体检报告中，特别是在实验室检查结果旁，一般都设置"参考范围"或"参考区间"（以往称为"正常范围"或"正常值"）一栏。

　　定性试验不用数值表达，所谓的参考范围常用"阴性"或"阳性"、"有"或"无"、"查见"或"未查见"表达。

　　定量试验用数值表达，参考范围常表达为"低限值～高限值"，如"0～40 U/L"；或用一个固定值表达，如"比值＞0.6"、"比值≤2.5"、"＜30 g/L"、"≥12 g/L"。

　　那么，一个检查项目的参考范围是如何建立的？ 应该如何看待参考范围呢？

　　参考范围就是对健康人检查结果的预期范围（或预期值的范围）。原来在建立参考范围的试验过程中，先设定了几个条件，包括三步：①选定检查项目；②选择符合要求的男女性别和年龄比例相同的健康人群，作为确定此项目的参考人群，对每个参考个体有一份详细的调查表，并进行相关的体检；③进行科学统计。

　　因此，参考范围有两个主要特点：

　　第一，因为实际上不存在绝对的正常人群，所以如今使用参考范围取代了传统使用的"正常范围"或"正常值"；

第二,根据科学统计方法,参考范围覆盖健康人群的数量不是100%,而是从全部参加试验的参考人群最初结果中,将测定值位于中间95%的参考人群的结果作为一个检查项目的参考范围。

参考范围的左右两端数值,左面一个是"低限值",右面一个是"高限值",因而参考范围用"低限值～高限值"表达,此"低限值"或"高限值"就可作为判断检查结果是否正常(或"阴性")或异常(或"阳性")的临界值,如下图所示。

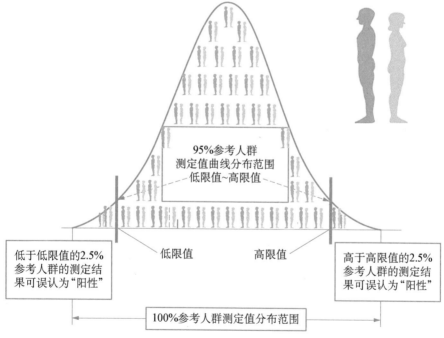

95%参考人群
测定值曲线分布范围
低限值~高限值

低于低限值的2.5%
参考人群的测定结
果可误认为"阳性"

高于高限值的2.5%
参考人群的测定结
果可误认为"阳性"

低限值　　　高限值

100%参考人群测定值分布范围

参考范围(低限值～高限值)和"阳性"结果示意图

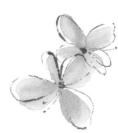

例如,血小板计数常用参考范围是(100~300) × 10⁹/L,临界值就是低限值 100 × 10⁹/L 和高限值 300 × 10⁹/L。如高于或低于这两个数值,直观的结果就认为异常(或"阳性");如在参考范围之内,就认为是正常(或"阴性")。

下表是健康体检实验室必选项目参考范围(∗ 号表示有最新标准)。

必选项目参考范围

项目(数量单位)	参考范围	项目(数量单位)	参考范围
白细胞计数(×10⁹/L) ∗	3.5~9.5	低密度脂蛋白胆固醇(mmol/L)	0.8~1.8
红细胞计数(×10¹²/L) ∗	男 4.3~5.8 女 3.8~5.1	高密度脂蛋白胆固醇(mmol/L)	1.3~4.3
血红蛋白(g/L) ∗	男 130~175 女 115~150	血清谷丙转氨酶(U/L) ∗	男 9~50 女 7~40
血小板计数(×10⁹/L) ∗	125~350	总胆红素(mol/L)	
空腹血糖(mmol/L)	3.89~6.11	血清尿素(mmol/L) ∗	男(60~79 岁) 3.6~9.5 女(60~79 岁) 3.1~8.8
总胆固醇(mmol/L)	2.8~5.7	血清肌酐(μmol/L) ∗	男(60~79 岁) 57~111 女(60~79 岁) 41~81
三酰甘油(mmol/L)	0.56~1.71	血清尿酸(μmol/L)	男 208~428 女 155~357

　　但是，在建立参考范围的统计过程中，还有测定值低于或高于参考范围两端临界值的剩余各 2.5% 的参考人群，合计占总参考人群的 5%，虽然事实上他们也属于健康人，但他们的测定结果已经被排除在参考范围之外。这种采用 95% 参考人群的测定结果建立参考范围的方法是临床医学统计常见的做法，也就意味着总有 5% 也是健康人的检查结果必然会超出参考范围的两端临界值。这也就是说，在任何一位健康老年人体检时，其检查结果也有可能不在参考范围之内，从而会直观地判断为异常。

　　因此，当检查结果一旦处于参考范围临界值附近时，就认为是异常结果，这样的理解实际上不完全正确。健康体检是综合评价受检者心理和身体是否存在疾病风险的一种过筛性检查，只有当受检者检查项目结果多次明显超出参考范围之外时，并排除了影响检查结果准确性的其他干扰因素后，才可理解为检查结果是真的异常。

小贴士

　　当体检结果处于参考范围附近时，既要重视，也不要过度紧张，最准确的方法还是让医生进行综合判断，这是因为各体检机构有自己建立的实验室检查项目参考范围。

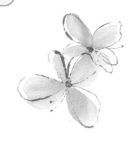

一般而言,任何一次健康体检结果,并不能直接做出健康与否的绝对结论,更不能判断有无疾病。受检者除了要正确理解检查项目的参考范围及"阳性"和"阴性"检查结果的含义,还需知晓干扰检查结果准确性的一些已知因素。

例如,当实验室检查结果处在参考范围之外或"阳性",如要确定检查结果是否由疾病引起,就先要排除可能影响检查结果的其他非疾病干扰因素。这些干扰因素主要有3类:一是受检者当时生理状态、生活方式、用药情况和检验标本质量等,此类干扰因素多发生在检验前,所占比例最高(＞70%);二是实验室检查人员的能力、检查仪器和试剂的质量;三是评价和解释检验结果的临床综合分析能力。

影响检验结果准确性的检验前干扰因素主要有8个方面。

(1) 受检者年龄和性别: 年龄和性别对检查结果的影响相对表现为长期性效应。有些检查项目的参考范围按年龄(新生儿、儿童期至青春期、成人和老年人)进行分组。老年人因进入生命衰老期,可出现造血功能减退使红细胞计数减低,血甲状旁腺素随年龄而减低,血胰岛素对葡萄糖反应性下降,女性停经后血清雌激素减低的速度较快,可减少70%或更多;肾功能减退,血浆尿素浓度会增高,肌酐清除率(30~90岁)可减低50%。

(2) 性别: 由于男女生理上天然不同,有些检查项目如红细胞计数、血红蛋白、血清蛋白、肌酐、尿素、胆固醇等,男性都高于女性。

（3）生物变异：主要包括体位、运动、饮食、精神紧张程度、昼夜更替、睡眠与觉醒状态等变化。例如，血清钾在上午 8 时浓度为 5.4 mmol/L，在下午 2 时可降为 4.3 mmol/L，等等。因此，有些项目的检查，对标本采集时间有严格要求。居住在高原地区的人，血红细胞计数、血红蛋白浓度都增高；居住在含较多钙、镁盐类地区的人，血胆固醇、三酰甘油浓度增高。人体许多物质浓度可随季节发生变化，夏天时血液三酰甘油浓度可增加 10％。感受冷热和精神紧张也可引起血中许多物质浓度改变。

（4）饮食习惯：进食不久就立即采血检查，血糖、血脂会明显增高，高脂血标本可影响许多物质的检查结果，因此有许多检查项目，均要求前一天晚上 8 时后禁食。喝咖啡或喝茶可使血糖浓度明显增高，长期饮用使血清三酰甘油增高，咖啡因有利尿作用，可使尿中红细胞、上皮细胞等排出增多。进食麦麸等可阻止肠道吸收胆固醇、三酰甘油，进食多纤维食物使血胆固醇浓度减低。高蛋白饮食使血尿素浓度成倍增高，高脂肪饮食使血总脂肪增高。长期素食者，血低密度脂蛋白、极低密度脂蛋白、胆固醇和三酰甘油浓度仅为荤素混合食谱者的 2/3，而胆红素浓度较高。减肥者因禁食不当，血糖和胰岛素减低，而胰高血糖素和血酮体可明显增高。轻度酒醉时，血糖浓度可增加 20％～50％，常见发生低血糖、酮血症及三酰甘油增高；慢性酒精中毒可使血清谷丙转氨酶等活性增高。吸入 1 支烟，在 10 分钟内血糖浓度就可增加 0.56 mmol/L，并可持续 1 小时之久；胆固醇、三酰甘油、红细胞计数和白细胞计数都增高。

（5）运动影响：运动对检查结果的影响程度，与运动强度和时间长短有关。轻度运动时，血清胆固醇、三酰甘油浓度可减低并可持续数天；步行 5 分钟，血清肌酸激酶等活性轻度增高；中度运动时，血葡萄糖浓度增高；剧烈运动时，血三酰甘油浓度明显减低。

(6) 采血体位：从卧位到直立时，血液相对浓缩，谷丙转氨酶等活性增高 5%，胆固醇浓度增高 7%、三酰甘油浓度增高 6%。甲状腺素浓度增高 6%。有的人出现直立性蛋白尿。

(7) 标本送检时间：大多数实验室检查项目从采集到检验的时间要求愈短愈好，最好在 1 小时内，并尽可能避免标本溶血（红细胞破坏），而且要求温度适宜。在实际过程中，受检者和操作者都容易出现问题而特别影响检验结果。

(8) 用药情况：药物对检验结果的影响是多方面的。例如，青霉素、地高辛等药物使体内肌酸激酶等活性增高，高浓度维生素 C 可使尿常规检查中尿胆红素、尿糖检查出现假阴性结果。利尿剂常引起血清钾、钠浓度减低。长期使用抗惊厥药物苯妥英钠，血清钙、磷、胆红素浓度会减低，而碱性磷酸酶等活性增高。

小贴士

参加健康体检的老年朋友应严格遵照医嘱，控制食物、药物等各种相关的干扰因素，在采集标本前还应告知体检医生有关自己饮食、用药等情况，不要心理假定医生会知道每种可能的情况。只有受检者和体检人员双方共同努力，才能保证检查结果的准确性。

五、体检后去医院复查有讲究

当今老年人越来越明白,要想有一个健康的晚年,预防疾病比治疗疾病更有价值。无论是否进行健康体检,老年人要对自身健康和疾病预防承担更多的责任已经成为共识。

健康体检必选项目的检查是预防疾病的一种简单有效的方法,老年人和医生都可从检查结果信息来确定疾病的有无、判断疾病的风险,并可采取预防措施。老年人应遵循体检医生的建议,承担以下的健康责任。

一是以健康方式生活:如体检结果显示胆固醇浓度明显增高,就应采取减少疾病风险的积极步骤,如减少饮食总量和改变饮食种类;如体检结果正常,则提示目前的生活方式也许是健康的,暂且仍可维持。

二是定期健康体检:不要随意放弃每次合理的健康体检,适宜的体检有助于在疾病出现症状或风险增加之前,也就是在疾病可治疗的阶段早期发现疾病。

三是培养健康素养:老年人要获得最好的健康保健和医疗,需获得与医疗相关的常识并培养基本的保健能力,这样可获取最多、最正确的保健信息,这就是健康素养。当老年人具备正确获取、理解、处理和运用基本健康信息和服务的能力时,就有助于对维持和促进健康做出正确决定。例如,当老年人知晓抗生素一方面是治疗细菌性感染疾病的有效药物,也知道滥用抗生素会诱发

38.
提倡受检者要对自己的健康担责是什么原因?

细菌耐药性、损害人体器官、破坏体内菌群平衡、导致二重感染（如再发生真菌的感染）对人体造成危害之后，就会有以下自觉的健康行为：

（1）除非医生诊断明确，绝不因"小病小痛"擅自购买和服用抗生素，造成病情延误或发生不良反应。

（2）按医生处方，按时定量服用抗生素。

（3）按正确顺序选用有效的药物剂型，如首选口服药、次选肌肉注射药、最后选静脉注射药。

（4）随时观察、体验用药后的病情变化，及时向医生反馈各种异常情况，有严重不良反应时立即停药就诊。

（5）不会自认为凡新的、贵的药疗效就好，因为每一种抗生素都有各自的适应症。

小贴士

老年人想要充分利用体检结果的信息、取得最佳预防保健的效果，就需要：熟悉自己和家族的健康史、本人的免疫接种史和有关的健康风险，并确保让体检医生或临床医生知晓；具有健康体检的意识和素养；能与健康体检或临床医生交谈、讨论或咨询有关自身的健康生活方式、筛查试验以及还没有理解的任何健康问题。

在每次健康体检后，按体检结果是否在参考范围内，是否为"阳性"或"阴性"的结果，医生都会对老年人提出下一次复查的建议。

通常体检结果为"阴性"的老年人，下一次复查的间隔时间会长些，如 1 年或更长时间后进行例行体检；体检结果为"阳性"的老年人，再次复查的间隔时间就会缩短，如半年或 3 个月，复查项目也会按老年人有无疾病风险而定。

对体检结果为"阳性"的受检者，一般建议到医院做进一步检查。例如，发现老年人首次体检有尿蛋白异常，同时有肾脏疾病家族史和慢性肾病风险，就会建议进一步复查血压、血肌酐，再增加肾脏超声检查、尿微量清蛋白检查等；因为初次体检并不能下结论，复查后如血肌酐正常而尿微量清蛋白检查为"阳性"，就提示有肾脏的早期损害，医生会进行早期治疗；如继续随访，又发现血肌酐从正常变为异常，就提示肾功能已有异常，这样医生会进一步采取合适的治疗措施。

又如，根据老年有结直肠癌家族史，或有慢性结肠炎及肠息肉病史，或有下腹痛、便血、黏液便、大便次数改变等临床表现，或有直肠指检"阳性"，或有粪便隐血试验"阳性"，则在复检时可能还要增加结肠镜、肿瘤标志物如 CEA、CA - 199、CA - 242 等检查项目，以便明确是否有早期结直肠癌。

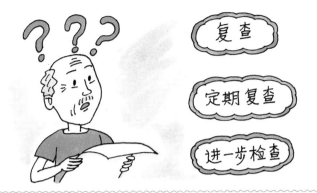

　　人体时刻在发生变化,有些变化在检查时只是一时的功能性改变,无明显疾病意义。而许多慢性疾病的形成,需要一定时间发展,才能被检查发现。因此,体检医师有关复检或进一步检查的建议有重要意义,老年人不应轻易忽视。

小贴士

　　体检报告中的"复查"、"定期复查"、"进一步检查",应该怎样理解呢? ①"复查":指某一项检查指标此次出现异常,应在较短时间内进行第二次检查。②"定期复查":指体检的结果已有结论,为观察其变化需要定期复查。如在体检中发现子宫肌瘤、胆结石等,一般需要 3 个月至半年检查一次,看看大小、形状是否发生改变,如有变化就应及早手术治疗。③"进一步检查":指在体检中发现问题又不能确诊,医生会建议进一步检查,进一步检查的部位和方法不同于健康体检,需要到正规医院找专科医生诊疗。

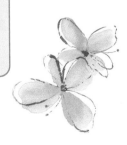

40. 发现血压升高如何复查？

我国 60 岁及以上老年人高血压患病率近 50％，高血压已成为老年人群发病、死亡最重要的危险因素之一。

目前，我国诊断老年人高血压采用两种标准：①第一种标准：年龄≥65 岁老年人，在非同一日坐位测定的血压持续或 3 次以上出现收缩压≥140 mmHg 和（或）舒张压≥90 mmHg；②第二种标准：老年人单纯收缩期高血压：收缩压≥140 mmHg，舒张压＜90 mmHg。

体检时如发现血压增高，首先需连续 3 次复测血压，如血压不再增高，可排除；如 3 次都增高，且有高血压风险，包括有早发高血压家族史、吸烟史、饮酒史等和有头昏、头痛、眩晕症状的体检者，体检医生会增加动态血压监测、心电图、血管超声、胸部X 线、眼底血管照相、肾素等检查项目，以明确是否为高血压病。

如果确定了老年高血压病，还会对高血压进行危险分层评估，包括心血管危险因素、亚临床靶器官损害和临床疾患，再进行不同的处理。在整个治疗过程中，都会要求遵从健康生活方式。

老年高血压患者的治疗目标是最大限度地降低心血管并发症及发生死亡的危险。为此，用正确方法复测血压，避免漏诊或误诊高血压病是最重要的复查内容。不同的血压测量仪器对高血压的诊断有不同的标准和临床意义，如下表所示。

3 种主要测量血压的方法和临床意义

测量方法	测定值(mmHg)	临床意义
诊室：水银/电子血压计	≥140/90	诊断高血压及其分级的标准方法、主要依据
动态：血压监测仪	24 小时≥130/80 白天≥135/85 夜间≥120/70	①诊断评估高血压；②诊断白大衣高血压；③发现隐匿性高血压；④查找难治性高血压原因；⑤评估高血压升高程度、短时变异和昼夜节律
家用：上臂式电子血压计	≥135/85	①长期监测日常血压；②避免白大衣高血压效应；③辅助降压疗效评价；④不建议用于精神高度焦虑者

确定了老年高血压病后,就要开始治疗和按照一定的流程随访,以便评估和监测血压的变化。

小贴士

众所周知,高血压是突发心脑血管疾病最重要的危险因素。因此,控制高血压成为防治心脑血管病的一个关键点。目前,我国对规范监测血压的建议如下:①一般人群:在了解定期测量血压意义的基础上要关注自己的血压,成人每两年测 1 次血压。②高血压易患人群:要特别关注自己的血压,每月测 1 次,鼓励家庭自测血压。③高血压患者:一是提倡患者家庭自测血压,二是配合社区做好高血压分级管理,定期随访,三是要长期服药治疗以降低心脑血管疾病的发生危险。

老年人体检如发现血糖增高，首先要进行复查，目的是明确引起血糖增高的原因是一过性、暂时性或其他非糖尿病因素，还是确实患有糖尿病。

老年人糖尿病常见为 2 型糖尿病。2 型糖尿病早期通常无临床自觉症状，重度高血糖可有多饮、多食、多尿、消瘦或体重减轻；在复测空腹血糖（FPG）基础上，当血糖增高但尚未达到糖尿病诊断标准时，医生为了明确糖尿病，会采取两种检查方法：一种是做口服葡萄糖耐量试验（OGTT：口服标准 75 克葡萄糖，2 小时后测定血糖）或随机血糖（一天中任何时间采血测定血糖值）；另一种是测试糖化血红蛋白（HbA1$_c$：此试验能反映取血前 2～3 个月平均血糖水平）。HbAl$_c$ 较 OGTT 试验简便，结果稳定，不受进食时间及短期生活方式改变的影响。当 HbA1$_c$≥6.5% 时，在国际上已作为诊断糖尿病标准之一，但在我国诊断糖尿病还没有普遍采用此标准。对高危人群进行复查使用 OGTT 方法，如结果正常，3 年后再重查。

如血糖检查出现 FPG"在 6.1～＜7.0 mmol/L"范围，同时 2 小时餐后血糖"＜7.0 mmol/L"，判断为空腹血糖受损（IFG）；如 2 小时餐后血糖"7.0～＜11.1 mmol/L"，同时"FPG＜7.0 mmol/L"，诊断为糖耐量减低（IGT）。以上两种状态都表示血糖水平处在正常血糖与糖尿病之间的中间代谢状态。对 IFG 的人群，再复查 OGTT，会提高糖尿病的诊断率。

血糖增高后，复查的重点在于预防。预防 2 型糖尿病的发生为一级预防,就是筛查糖尿病高危人群。如复查诊断为糖尿病,则在治疗糖尿病同时,还要做复查监测,包括 HbA1c(控制目标应<7.0%)、尿(微量)清蛋白、眼底检查、心电图和神经病变相关等检查。近期目标是防止糖尿病出现急性代谢并发症,远期目标是预防慢性并发症。

血糖增高的复查目的是确定下一步要达到的治疗目标和采用的治疗方案。例如,对血糖控制平稳并达标的老年人,会建议每半年测定 1 次 HbA1c;对治疗方案改变或血糖控制未能达标的老年人,会建议每季度测定 1 次 HbA1c。同时,还可能为老年人制定药物、饮食、运动等治疗方案。对老年糖尿病患者,尽可能控制血糖在理想状态。在随访中,复测 HbA1c 常作为指导临床治疗方案调整的重要依据之一,并需要老年人进行自我血糖监测。

小贴士

预防 2 型糖尿病并发症的发生为二级预防;减少已出现糖尿病并发症的进展,降低致残率和死亡率,并改善生存质量为三级预防。各级预防都要复查控制血糖、血脂和各种并发症等。糖尿病并发症与很多因素有关,包括遗传、年龄、性别、血压水平、血糖控制水平、糖尿病病程及其他心血管危险因素等。

老年人血脂增高，多数可无明显症状和体征，只是在健康体检或就诊检查血液时被发现。如能排除饮食等干扰因素所引起的血脂增高，对首次检查出现增高者，同样需再次复查才能证实是否真的有血脂异常。

对于确诊血脂异常的老年人，则要求每年至少进行1次血脂复查；对于有心血管病风险（包括高血压、冠心病、脑卒中、外周血管病等风险）及2型糖尿病风险的老年人，应每3～6个月测定1次血脂。同时，可能根据需要，选择动态血压监测、心电图等影像学检查和实验室其他检查（如糖化血红蛋白、肾素、血肌酐、尿微量清蛋白等）。

血脂检查或复查的基本项目包括：①总胆固醇（TC）：是血液中各脂蛋白所含胆固醇总和，中间密度脂蛋白、脂蛋白（a）、低密度脂蛋白和高密度脂蛋白的主要脂质都含胆固醇；②三酰甘油（TG）：是血液中各脂蛋白所含三酰甘油的总和；③低密度脂蛋白胆固醇（LDL－C）：胆固醇约占LDL重量的50%，基本能反映血液LDL总量；④高密度脂蛋白胆固醇（HDL－C）：有抗动脉粥样硬化作用。

血脂检查的其他项目包括：极低密度脂蛋白（VLDL）、中间密度脂蛋白（IDL）、载脂蛋白B（ApoB）、脂蛋白（a）[Lp（a）]等，主要用于冠心病等。

血脂基本项目检查是判断是否有血脂异常的主要依据，中国血脂浓度的分层标准如下表所示。

中国血脂浓度分层标准(mmol/L)

分层	TC	TG	HDL－C	LDL－C
合适范围	＜5.18	＜1.70	≥1.04	＜3.37
边缘增高	5.18～6.19	1.70～2.25		3.37～4.12
增高	≥6.22	≥2.26	≥1.55	≥4.14

　　血脂复查的目的,是预防血脂异常所致的动脉粥样硬化性心血管疾病(ASCVD)。预防分为两级:①一级预防:针对无冠心病、缺血性卒中和外周血管疾病病史的人群。血脂检查项目和控制目标主要是:复查 TG、TC、HDL－C、LDL－C 和极低密度脂蛋白胆固醇(VLDL－C);在保证 LDL－C(或非 HDL－C)达标的前提下,力争控制 HDL－C≥1.04 mmol/L 和 TG＜1.7 mmol/L。②二级预防:针对已有 ASCVD 患者、高危人群(所有确诊冠心病或其他危症或糖尿病人群),控制 LDL－C＜2.6 mmoL/L;针对极高危人群(急性冠状动脉综合征或 ASCVD 合并糖尿病)患者,控制 LDL－C＜2.1 mmol/L。

小贴士

　　动脉粥样硬化常发生于生命早期,可经数十年才发生致命 ASCVD 事件,因此必须尽早预防,而定期复查血脂是主要的监测措施之一。复查时,血脂异常程度对评估发生主要为冠状动脉事件的心血管风险提供客观依据。

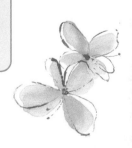

43. 发现肿瘤标志物超过参考范围如何复查？

我国恶性肿瘤发病率逐年升高,而肿瘤早期诊断及定位仍相对困难。临床上检查特定肿瘤标志物(TM),在相关肿瘤的筛查、诊断、预后评估、疗效监测、复发预测等不同环节中有不同的应用价值。

当健康体检发现肿瘤标志物测定结果超过参考范围时,需掌握一个原则:首先需要正确认识;然后,根据个体相应的其他临床症状、体格检查、影像学检查等结果,再做初步的综合评价。在此基础上,如老年人有症状,且有某一恶性肿瘤高危风险,则应到医院进一步复做影像学检查,以及选择有关的肿瘤标志物检查;如老年人无症状,且无恶性肿瘤高危风险者,一般定期进行体检随访。

目前,关于肿瘤标志物检查的临床应用原则包括:

(1) 肿瘤标志物仅作为肿瘤的辅助诊断:常用的肿瘤标志物诊断恶性肿瘤的灵敏度和特异性大多不高。换句话说,单独肿瘤标志物"阳性"(超过参考范围)并不能肯定是恶性肿瘤,单独肿瘤标志物"阴性"(低于参考范围)也不能否定是恶性肿瘤。

在我国应用肿瘤标志物检查有两条原则:第一条原则是对无症状人群的健康普查,除了甲胎蛋白(AFP)和 PSA 两个肿瘤标志物之外,不提倡检查其他肿瘤标志物;如无症状和体征者在健康筛查时有肿瘤标志物异常增高,则须复查和随访。第二条原则是对有相应恶性肿瘤高危的人群,如老年人≥60 岁,同时有家族史、属长期慢性乙型肝炎患者或身处肿瘤高发地区等,可使用相应的肿瘤标志物进行筛查。

（2）肿瘤标志物对人体器官定位的价值问题：绝大多数肿瘤标志物对器官特异性不强，因此不能对肿瘤进行绝对定位；只有PSA对前列腺、AFP对肝脏的定位有一定价值。

（3）肿瘤标志物主要用于已明确诊断恶性肿瘤的诊疗监测和疗效判断：肿瘤标志物有助于评价手术、放疗、化疗和生物治疗手段是否有效和判断恶性肿瘤是否复发、转移。

（4）肿瘤标志物的定期随访检查：恶性肿瘤治疗结束后，应对治疗前增高的肿瘤标志物作定期随访监测。一般情况下，治疗后第6周作第1次检查，头3年内每3个月检查1次，3～5年每半年1次，5～7年每年1次。

（5）肿瘤标志物的联合检查原则：同一恶性肿瘤或不同类型恶性肿瘤可有1种或多种肿瘤标志物异常；同一项肿瘤标志物也可出现在不同的恶性肿瘤中。因此，根据最新临床证据，可合理选择2～3项灵敏性高、特异性好的肿瘤标志物进行联合检查。

（6）肿瘤标志物参考范围的意义：每个肿瘤患者个体的肿瘤标志物有各自的基础水平，但在患恶性肿瘤之前，个体的基础水平既可能非常低，也可能接近甚至高于参考范围上限值。由此可见，只有跟踪每个受检者的肿瘤标志物测定值的动态变化情况，才对肿瘤的诊断有至关重要的参考价值。

小贴士

肿瘤标志物仅作为肿瘤的辅助诊断，主要用于已明确诊断恶性肿瘤的诊疗监测和疗效判断。

有位近 70 岁的老年人在最近一次体检时,医生告诉他心脏听到杂音,虽然他无任何不适感觉,但总有点担心。什么是心脏杂音？有心脏杂音是不是疾病呢？

心脏杂音是指在心脏收缩或舒张过程中的异常声音。当存在血流加速、异常血流通道和血管管径异常等情况下,血流因受到阻碍可形成湍流或漩涡,冲击心壁、大血管壁、瓣膜等,发生振动,在相应的心脏听诊部位就可听到杂音。

常见引起心脏杂音的原因主要包括：①血流加速的状态或疾病：如剧烈运动、严重贫血、高热、甲状腺功能亢进、高血压心脏病、冠心病等。②心瓣膜口狭窄性疾病：如二尖瓣狭窄、主动脉瓣狭窄等。③心瓣膜关闭不全性疾病：如主动脉瓣关闭不全等。④异常血流通道性疾病：如室间隔缺损等。⑤心腔异常结构：如心室内乳头肌断裂的残端漂浮等。⑥大血管瘤样扩张：如动脉瘤。其他如急性心肌梗死、尿毒症、系统性红斑狼疮等都可产生心包摩擦音。

根据心脏有无器质性病变,可分为有病变意义的器质性杂音和无害性的功能性杂音(也称生理性杂音)。因此,有心脏杂音不一定有心脏病,而有心脏病也可无杂音。

老年人的心血管在形态和功能上都发生了一系列退行性改变。老年人心脏杂音主要是因为主动脉瓣或二尖瓣发生退行性病变,还与潜在的高血压、高血脂、糖尿病及血液凝固异常有关。如老年人有心脏杂音,又有心慌、胸闷、气短等症状,可疑为病理性;此时,还要结合影像学检查,特别是复查心电图,加上动态心电图、超声心动图等检查方可明确诊断。老年人即使心脏正常,心电图、超声心动图检查也有助于显示退行性改变。如进一步复查有关心血管病危险因素的疾病(如高血压、血脂异常、糖尿病等),可找出心脏杂音潜在的病因。

小贴士

　　定期体检复查,可判断有无病理性心脏杂音,对心血管病的鉴别与诊断有重要价值。心脏杂音非常复杂,复查时,医生要区分心脏杂音发生在心脏搏动收缩期还是舒张期,还要鉴别可能的病因。例如,心脏收缩期杂音如发生在心脏二尖瓣区:如为心脏功能性杂音,常与运动、发热、贫血、甲状腺功能亢进以及高血压性心脏病、冠心病、贫血性心脏病等有关;如为心脏器质性杂音,主要与风湿性心瓣膜病、二尖瓣关闭不全等有关。再如,心脏收缩期杂音如发生在心脏主动脉瓣区:如为心脏功能性杂音,常与高血压、主动脉粥样硬化等有关;如为心脏器质性杂音,多与各种病因引起的主动脉瓣狭窄有关。

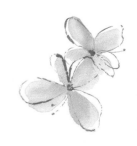

45. 发现肺部小结节或阴影如何复查？

老年人体检时如胸部 X 线、CT 检查报告肺部有单个或多个小结节或阴影，先不要自以为一定得了肺癌而过度紧张。正确的做法还是应去综合性或专科医院呼吸内科就诊，医生会根据具体年龄、性别、家族史、个人生活史、临床表现，以及其他辅助检查如实验室检查的特点，进一步选择其他辅助检查以明确诊断。

体检有异常的老年人如有肺癌家族史、吸烟史、反复发生同一部位肺炎或肺不张史，有咳嗽、胸痛、痰中带血、长期低热等肺癌高风险表现，特别是老年男性，确实需要再次复查。此时，医生会给这些老年人进一步做影像学复查和神经元特异性烯醇化酶(NSE)、细胞角蛋白 19 片段(CYFRA21 - 1)等肿瘤标志物检查。对于直径＜5 毫米的微小结节，如无家族性肿瘤病史、无临床异常表现者，多为良性结节，可每 6 个月复查一次 CT；对于直径 5～10 毫米的结节，可每 3～6 个月复查一次 CT；如连续 2 年结节无变化，可判为良性结节。如随访复查期间，结节直径＞1 毫米，CT 出现磨玻璃影、分叶征、毛刺征等征像，应进一步明确诊断。

各种影像学检查方法，对不同系统和部位的疾病有不同的适用范围、应用价值和局限性，各自有优势和不足。在肺部影像学检查方法中，肺部 X 线检查最为经典；计算机断层扫描(CT)是 X 线数字化成像，分辨率高，但辐射量相对较高；磁共振成像(MRI)组织分辨力高，且不用任何对比剂，但是检查时间长、易出现伪影，且对肺部钙化的识别不如 CT。因此，在做影像学检查时，常需综合应用两种或两种以上的检查方法。医生会在综合受检者各

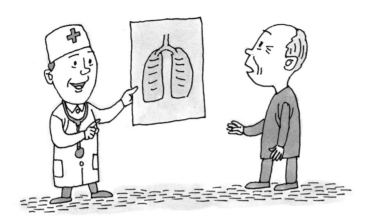

种检查结果的基础上,选择最适合的影像学检查方法和实验室检查项目复查肺部结节。对于无症状老年人,如孤立性肺结节较小、影像学检查仍难以判断时,医生还会进一步采用穿刺活检做组织学诊断,也可随访动态观察结节的变化以判断其良恶性。

小贴士

　　肺部结节一般是指直径≤3厘米的小病变,表现为局灶性、类圆形、影像不透明、周围由含气肺组织所包绕。单发孤立性肺结节(SPN)常见于肺癌(尤其是老年人和吸烟者)、结核球及炎性假瘤等;多发者最常见于肺转移瘤,还可见于坏死性肉芽肿、多发性含液肺囊肿等。

46. 发现甲状腺结节如何复查？

甲状腺虽是人体的"小"器官，但对人体代谢有巨大影响。甲状腺结节是指甲状腺细胞在局部异常生长所引起的散在病变。

甲状腺结节大多数为良性，功能正常的甲状腺结节对身体无明显影响；有些异常结节（如甲状腺功能亢进或甲状腺功能减退所致）会对全身心血管、消化、神经、骨骼、生殖等多个系统带来不良影响；有的结节则可发生癌变。

老年人如体检甲状腺，如虽被触及"肿块"，但超声检查不能证实，不诊断为甲状腺结节；如没被触及"肿块"，但影像学检查却偶然发现有"结节"，此称作"甲状腺意外结节"。甲状腺结节善于伪装，许多甲状腺癌患者即使发生转移也可无任何感觉，因此规范的复查很重要。体检发现甲状腺结节后，规范的复查要点和内容如下。

(1) 颈部超声检查：这是所有甲状腺结节患者首选的复查方法，以此可帮助鉴别甲状腺结节的良恶性，但鉴别能力与超声科医师的临床经验相关。

(2) 血清促甲状腺激素(TSH)检查：所有甲状腺结节患者都应检查 TSH。

(3) 甲状腺 ^{131}I 或 ^{99}Tc^m 核素显像检查：用于直径＞1 厘米且伴有血清 TSH 降低的甲状腺结节的检查。

(4) 细针穿刺抽吸活组织(FNAB)检查：适用于体积增大超过 50％的甲状腺结节的检查；FNAB 也是手术前评估良恶性甲状腺结节一种有最佳灵敏度和特异性的方法。

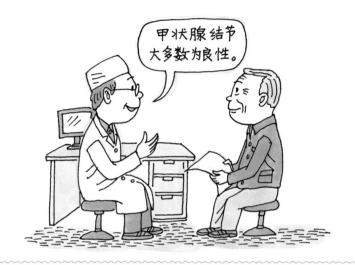

（5）分子标志物检查：如上述 FNAB 方法仍不能确定甲状腺结节的良恶性,那么可选用分子标志物检查。

（6）结节随访间隔时间：多数甲状腺良性结节的随访间隔为6～12 个月;对暂未接受治疗的可疑恶性或恶性结节,可缩短随访间隔时间。

小贴士

目前,规范的甲状腺结节的检查不建议用血清甲状腺球蛋白(Tg)来评估甲状腺结节的良恶性,不建议用 CT、MRI 和^{18}F－2－氟－2 脱氧－D－葡萄糖正电子发射断层扫描(^{18}F－FDG PET)作为评估甲状腺结节的常规检查,不建议也不反对用血清降钙素(CT)评估甲状腺结节的良恶性。

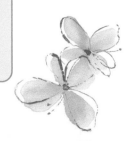

47. 发现前列腺肿大如何复查？

老年男性健康体检时，通过肛门直肠指检，来了解前列腺是否肿大或有无肿块。如初查有前列腺肥大，则复查很有必要。

前列腺肥大常用"良性前列腺增生"(BPH) 的术语，简称前列腺增生。BPH 是中老年男性常见的一种良性疾病，发病率随年龄增高。通常在 40 岁以后发病，到 60 岁时超过 50%，80 岁时高达 83%，但不一定都有临床症状。

良性前列腺增生是引起中老年男性排尿障碍最常见的疾病，主要出现下尿路(膀胱和尿道)症状：在储尿期出现尿频、尿急、尿失禁及夜尿增多等，在排尿期出现排尿踌躇、排尿困难及间断排尿等，在排尿后出现排尿不尽、尿后滴沥等。目前认为，除了良性前列腺增生，下尿路(膀胱和尿道)症状也可来源于其他疾病，如间质性膀胱炎、肾小管功能障碍及下丘脑功能障碍等。

要诊断良性前列腺增生，复查时需根据症状、体格检查(尤其是直肠指诊)、影像学检查、尿动力学检查及内镜检查等全面检查进行综合判断。一旦确诊良性前列腺增生，则在开始药物、外科治疗之前，根据患者的切身感受和意愿，临床上进入"观察等待"的治疗期，这是一种非药物、非手术治疗的措施，包括教育、生活方式指导和定期监测等。患者如接受"观察等待"的治疗措施，则需先做全面复查，排除各种良性前列腺增生相关的并发症。要复查或明确诊断良性前列腺增生，则全面检查项目会包括：

（1）推荐检查项目：病史询问（包括下尿路症状特点、持续时间及其伴随症状，盆腔手术或外伤史，过去史和性传播疾病、糖尿病、神经系统疾病，药物史，一般状况，国际前列腺症状评分和患者生活质量评分）、体格检查（包括外生殖器检查、直肠指检，直肠指检是筛查前列腺癌的一个重要检查）、尿常规检查、血清前列腺特异性抗原（PSA）测定、超声检查、尿流率检查等。

（2）可选检查项目：排尿日记（即受检者记录24小时排尿情况）、血肌酐测定、静脉尿路造影、尿道造影、尿动力学检查、尿道膀胱镜检查、肾和输尿管超声检查等。

小贴士

前列腺位于膀胱颈下方、包绕着膀胱口与尿道结合部位，尿液从膀胱经尿道排出。老年人有前列腺肥大时，可压迫膀胱和尿道，阻塞尿流，造成排尿困难，因而要及时进行诊断和治疗。良性前列腺增生临床进展危险因素包括：年龄、PSA增高、前列腺体积增大、症状评分、前列腺慢性炎症、代谢综合征、膀胱内前列腺突出度，其他如长期高血压等项目。

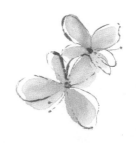

48. 发现白内障如何复查？

白内障是眼球内的晶状体透明度减低，或颜色改变所引起的眼睛感光质量减退的退行性改变。

晶状体是一个无血管的透明组织，正常功能就是调节光线，使光能准确聚焦到视网膜上，从而看清远处或近处的物体。晶状体周围环境是液体，凡是影响眼内环境的任何因素，如遗传、外伤、辐射（紫外线、照射）、中毒、老化、全身性疾病（如糖尿病、高血压、心血管疾病），以及过量饮酒及吸烟等，都可造成晶状体混浊。

老年性白内障，也称"年龄相关性白内障"，是最为常见的白内障类型，在50岁以上的中老年人中发病率明显增高。老年人体检时，眼科首次检查或发现白内障之后的随访，医生常会询问视力等症状问题。检查内容主要包括：

（1）症状方面：双眼视力下降是老年白内障最明显、最重要的症状。其他表现还可出现原有"老花眼"减轻、散光、单眼复视或多视、眩光、对有些光的色觉敏感度减低，以及视野缺损（是指头部和眼球固定不动时，眼睛观看正前方物体时所能看见的空间范围）。

（2）体征方面：医生可通过肉眼、聚光灯或裂隙灯显微镜检查方法，观察晶状体混浊的程度，鉴别晶状体混浊的类型（有皮质性、核性和后囊下3种类型）和范围，为治疗选择提供依据。

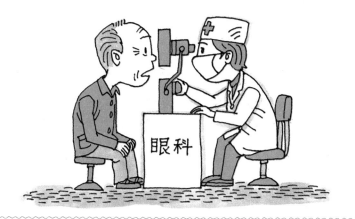

　　老年性白内障以皮质性白内障最常见,发病过程分为 4 期:初发期(可不影响视力)、膨胀期或未成熟期(视力明显下降)、成熟期(视力低至仅限于手动感或光感)和过熟期(视力可突然提高;也可引起葡萄膜炎和青光眼,以致需立即手术治疗)。医生复查后,根据晶状体混浊形态和视力情况可以做出明确诊断,并可针对不同病因,做出相应治疗措施。因此,已有白内障的老年人,应按时复查或随访,可避免视力的突发性严重减低。

小贴士

　　白内障是眼球内的晶状体发生混浊,根据晶状体混浊程度不同,白内障症状可轻可重。症状较轻者,受检者往往自己无明显感觉。即使视力不济,也常自认为是原有"老花眼"或"近视眼"加深。因此,老年人视力减低时,要及早诊断和治疗。

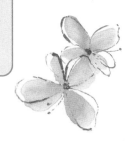

49. 发现骨质疏松如何复查？

老年人特别是绝经后老年女性的骨质疏松症是一种常见病、多发病，已成为世界性公共健康问题。有骨质疏松的 65 岁以上老年人，在无意识跌倒时造成脆性骨折的可达 87%，严重影响生活质量。因此，老年人体检发现骨质疏松后，应按医生的指导进行规范的复查，尽早明确诊断、治疗和预防骨质疏松性的骨折。

骨质疏松症有三类：第一类是原发性骨质疏松症(占总病例 90% 以上)，是一种随年龄增长必然发生的生理性退行性病变，此类多见于老年人；第二类是其他疾病或药物等引发；第三类是特发性骨质疏松症，多见于有家族遗传病史的青少年、成人及妊娠、哺乳期女性。

骨质疏松复查时，主要根据年龄、性别、病史、临床表现、影像学和实验室检查明确诊断。如老年人发生骨折，通过复查，还可进一步判断是否为脆性骨折，决定有关检查的间隔时间。复查主要包括：

(1) 骨密度(BMD)测量：这在骨质疏松症早期诊断中有重要作用。双能 X 线骨密度测量仪(DXA)检查或腰椎定量 CT(QCT)检查骨密度，不仅用于骨质疏松诊断，也用于病情随访、疗效评价及体检。一般建议复查间隔时间为 1 年，病情发生变化或为调整治疗方案可半年复查一次。骨代谢各种生化指标变化，可以 3 个月复查一次。

(2) 脆性骨折诊断：可用 X 线平片、CT、MRI 和同位素骨扫描等检查。建议>60 岁女性和>65 岁男性老年人常规拍摄胸椎、腰椎 X 线平片，以确定是否存在椎体脆性骨折。

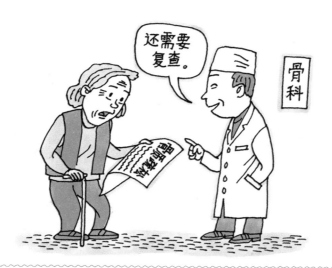

(3) 实验室诊断：包括血液和尿液检查钙、磷、镁及甲状旁腺素、降钙素、维生素 D 等评价骨代谢状况。这些检查可反映人体骨形成和骨吸收情况，有助于原发性和继发性骨质疏松症、或绝经后和老年性骨质疏松症的鉴别诊断，同时还可评价骨质疏松症对早期治疗的反应。

小贴士

骨质疏松症就是原发性骨质疏松症，是一种全身性骨骼疾病，特征是骨量减少、骨微观结构退化、骨强度降低、骨脆性增加，易于发生骨折。骨质疏松症可有全身疼痛、身高减低、驼背、脆性骨折及呼吸系统受影响等症状。

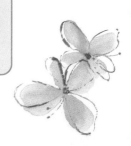

（续表）

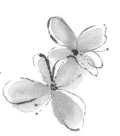

（续表）

（续表）

英文缩写	中文名称	页码
RBC	红细胞计数	28,33,67,84,86,87
SARS	严重急性呼吸道综合征	30
SCC	鳞状细胞癌抗原	34
SG	尿比重	28
SPN	单发孤立性肺结节	105
TB	总胆红素	28,67,84
TCD	经颅多普勒	33
TCT	薄层细胞学技术	34,56
TC	总胆固醇	28,98,99
TG	三酰甘油	28,67,75,84,87,88,98,99
TIA	短暂性脑缺血发作	8,33
TM	肿瘤标志物	20,34,36,54,55,92,100,101,104
TSH	促甲状腺激素	106
UA	尿酸	28,67,84
U	尿素;单位	28,67,82,84,86,87
VLDL-C	极低密度脂蛋白胆固醇	99
VLDL	极低密度脂蛋白	87,98
WBC	白细胞计数	28,33,67,75,76,78,84,87
WHO	世界卫生组织	2,5,22,72

图书在版编目(CIP)数据

健康体检/熊立凡编著;上海科普教育促进中心组编. —上海:复旦大学出版社:
上海科学技术出版社:上海科学普及出版社,2016.9
("60岁开始读"科普教育丛书)
ISBN 978-7-309-12539-9

Ⅰ. 健… Ⅱ. ①熊…②上… Ⅲ. 老年人-体格检查-普及读物 Ⅳ. R194.3-49

中国版本图书馆 CIP 数据核字(2016)第 208470 号

健康体检

熊立凡 编著

责任编辑/梁 玲

复旦大学出版社有限公司出版发行
上海市国权路 579 号 邮编:200433
网址:fupnet@ fudanpress.com http://www.fudanpress.com
门市零售:86-21-65642857 团体订购:86-21-65118853
外埠邮购:86-21-65109143
浙江新华数码印务有限公司

开本 889×1194 1/24 印张 5.25 字数 87 千
2016 年 9 月第 1 版第 1 次印刷

ISBN 978-7-309-12539-9/R · 1570
定价:15.00 元

如有印装质量问题,请向复旦大学出版社有限公司发行部调换。
版权所有 侵权必究